HYPNOLOGIE, ONIROGRAPHIE.

Imp. de Hauquelin et Bautruche, r. de la Harpe, 90.

LES

MYSTÈRES

DU

SOMMEIL ET DU MAGNÉTISME.

EXPLICATION

DES PRODIGES QU'OFFRE CET ÉTAT DE LA VIE HUMAINE,

Par M. A. DEBAY.

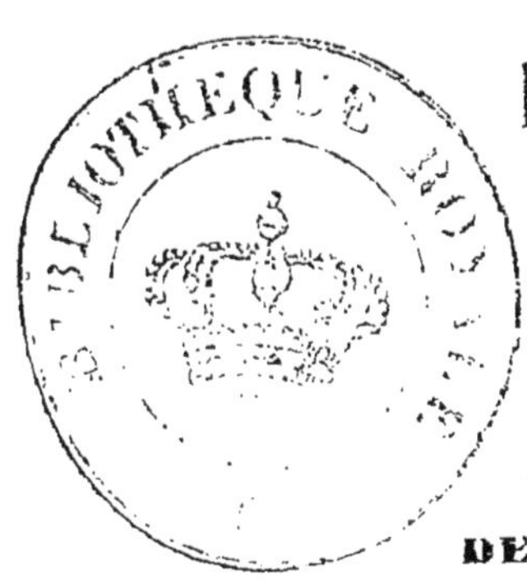

DEUXIÈME ÉDITION.

PARIS,

JULES MASSON, LIBRAIRE-ÉDITEUR,

26, RUE DE L'ANCIENNE-COMÉDIE.

1844

La première édition de cet ouvrage, rapidement épuisée, avait pour titre : *Hypnologie* (traité du sommeil) ; mais ce titre scientifique pouvant rebuter les lecteurs de la littérature légère, et d'ailleurs l'histoire du magnétisme composant la plus grande partie de l'ouvrage, l'auteur lui a substitué ce nouveau titre : *Les mystères du sommeil et du magnétisme animal.*

En effet, tout est mystères et prodiges, dans ce volume qui doit vivement piquer la curiosité de tout le monde.

Cette deuxième édition, augmentée d'un grand nombre de faits nouveaux et d'expériences journalières, réunit tout ce que la vie humaine offre de plus étrange, de plus étonnant pendant le sommeil naturel et magnétique; vie inconnue, mais réelle, que le physiologiste et le philosophe n'ont encore pu saisir.

L'auteur commence par exposer les nombreuses et singulières aberrations du sommeil, puis il vous lance dans le vaste champ des rêves, cauchemars, songes prophétiques....., explique physiologiquement leur formation, leur marche, leur conséquence sur l'économie vivante, et vous indique le degré de foi que l'on doit ajouter à *l'oniromancie.*

Viennent ensuite les hallucinations, les extases, espèce de sommeil en pleine veille, affections remarquables du cerveau, qui bien souvent ont fait regarder les hallucinés et extatiques comme des gens inspirés ou des fous. Les pages consacrées à ces narrations sont pleines de profondeur et d'intérêt.

Après avoir décrit les différents genres de somnambulisme, l'auteur arrive enfin au magnétisme animal! Le magnétisme, cette puissance inconnue qui a soulevé de si amères discussions, autour de laquelle se sont rangés tant de partisans, et dont se sont moqués tant d'incrédules; c'est donc avec un véritable talent qu'il a traité cette matière intéressante et difficile. La distinction qu'il établit du magnétisme animal, en magnétisme du *regard*, de *la voix*, de *la volonté*, et de l'*exemple*, nous a semblé très-naturelle. L'article du magnétisme de la voix surtout, brille par l'éloquence, par la fraîcheur et la richesse des tableaux; les dames aimeront à relire ces passages, où sont semées çà et là, comme autant de fleurs, la douce poésie du cœur et les attraits piquants de l'esprit. Non-seulement l'auteur a dû se livrer à l'étude comparative du magnétisme depuis sa naissance, mais il lui a fallu fouiller minutieusement l'histoire ancienne et moderne, pour y trouver des faits dont la valeur imprimât un cachet de vérité à ses opinions.

Aujourd'hui le magnétisme semble s'être réveillé, et reparaît avec éclat dans les salons de la capitale; deux somnambules déjà célèbres donnent des séances, où une société d'élite assiste curieuse, empressée, et ressort vivement impressionnée, bien souvent convertie. Un bon article sur le sommeil somnambulo-magnétique était depuis longtemps réclamé des personnes qui désirent s'éclairer ou se former une opinion. Il s'agissait de traiter la question sous le double point de vue scientifique et littéraire, afin de plaire et d'instruire; les *Mystères du sommeil* remplissent ce double but.

Pour élucider les circonstances vraiment prodigieuses dont s'entoure la vie intuitive, l'auteur expose une théorie du fluide *électro-sympathique* et *électro-antipathique.* Au moyen de cette théorie fort ingénieuse, les pressentiments les plus incompréhensibles s'expliquent, et les phénomènes viennent se grouper d'eux-mêmes autour du fait regardé comme impossible.

L'ouvrage se termine par un petit traité du fluide électrique, d'une si grande clarté, que les personnes les moins familières avec la science comprendront facilement cette partie de la physique.—Les questions de l'électricité atmosphérique, des pointes, des paratonnerres, etc., y sont traitées d'une manière spéciale. Il n'est réellement personne qui ne prête une oreille attentive, lorsqu'on parle des effets extraordinaires de la foudre! Quelques paragraphes contiennent tout ce qui est relatif à la formation des nuages, de l'éclair, du tonnerre; comment un homme peut être frappé par le choc en retour, sans que son corps en porte la moindre atteinte. Enfin, sont signalés plusieurs préjugés contre la foudre, que l'ignorance perpétue dans les campagnes, et à côté, se trouvent les précautions à prendre, les plus rationnelles, les plus sûres. En ce sens, nous louons l'auteur de ses excellentes intentions, car on ne saurait jamais trop répéter les vérités qui sapent et détruisent l'erreur.

Les *Mystères du sommeil* offrent deux parties bien distinctes; l'une littéraire, anecdotique, amusante : l'autre, pour les lecteurs plus sérieux, se résume dans l'enchaînement des faits, le point de vue scientifique et l'exposé théorique, qui fixera peut-être leur attention sur ce côté de la vie humaine, et les poussera eux-mêmes à de nouvelles recherches.

Pendant la lecture de cet ouvrage, rédigé avec soin et conscience, le lecteur marche de surprise en surprise, de prodiges en miracles; il croit ou il doute, il s'égaie ou s'attendrit; mais ce qu'il y a d'indubitable, c'est qu'en s'amusant il s'instruit.

EUGÈNE DE SONGET.

HYPNOLOGIE.

DU SOMMEIL.

Lorsque le fluide nerveux dépensé par la vie de relation a ralenti son action sur nos organes, la circulation, la calorification et généralement toutes les fonctions diminuent d'activité, et la disposition au sommeil commence.

Les paupières se baissent, les muscles tombent dans le relâchement, les idées s'effacent peu à peu, le stimulus extérieur n'a plus assez de force pour les renouveler; le foyer nerveux central, qui élabore la pensée, s'allanguit de plus en plus, enfin tous les organes arrivent à cet état d'affaissement, d'insensibilité momentanée, où il y a perte du *moi* : c'est le sommeil complet, absolu.

Mais tous les organes ne dépensent point une quantité égale de fluide nerveux; l'organe le plus excité pendant la veille, celui qui fait une plus grande dissipation de ce fluide est, sans contredit, l'organe de la vision, il doit donc se reposer le premier; les autres organes s'endorment en raison directe de leur activité. On voit rarement les organes cérébraux s'endormir à la fois et du même sommeil; presque toujours, au contraire, il en est qui veillent ou qui dorment plus légèrement que les autres, c'est la cause de quelques rêves faibles, vagues et de courte durée qui précèdent le premier sommeil. Bientôt l'affaissement gagne tout le système, et le sommeil, devenu profond, n'est plus traversé par aucun mouvement d'idées.

Après un temps plus ou moins long, lorsque la nutrition, qui ne se suspend jamais, a versé au cerveau une suffisante quantité de fluide nerveux, les organes restaurés, stimulés de nouveau, retrouvent une partie de leur action ; alors les premiers rêves commencent, obscurs, incohérents et rapides. Peu à peu l'afflux nerveux augmente, les idées se réveillent, se meuvent et sont susceptibles d'associations plus nombreuses et mieux ordonnées; enfin le rêve se régularise, prend une forme déterminée. Le sommeil a renouvelé, dans l'organe des sens et de la pensée, l'excitabilité épuisée par la veille, et leur a rendu l'énergie. On sait qui l'on est, où l'on est; on arrive progressivement à saisir les rapports des images, les idées se coordonnent, s'éclaircissent de plus en plus; on touche au moment du réveil.

Mais le sommeil ne marche point toujours avec cette régularite; la plupart des maladies, et surtout les affections nerveuses, le pervertissent en moins ou en plus, c'est-à-dire l'arrêtent ou le prolongent pendant un temps plus ou moins long. Le premier de ces deux états se nomme *agrypnie*, insomnie, perte du sommeil, veille involontaire; le second a reçu le nom de *cataphora;* nous ne parlerons que de ce dernier.

CATAPHORA.

Le cataphora est ce sommeil lourd et profond dont l'intensité a quelque chose d'extraordinaire, d'effrayant. On lui connaît trois degrés : le *coma*, le *carus*, la *léthargie*.

Le coma est un assoupissement invincible, dans lequel retombe toujours le malade, quelques moyens que l'on emploie pour le tenir éveillé.

Le carus est un sommeil plus profond encore : les bruits violents, les tractions, l'immersion même, ne peuvent le dissiper ; il est accompagné de perte de mouvement et de sentiment.

La léthargie est le degré le plus intense du cataphora ; il y a délire nerveux, engourdissement général qui ferait croire à une suspension de la vie.

Dans le Journal de médecine, chirurgie et pharmacie de 1754, on trouve parmi plusieurs observations, celle d'un homme surnommé le dormeur de la Charité. Son sommeil durait exactement la moitié de l'année ; on avait beau crier à ses oreilles, l'agiter, le secouer, il dormait toujours : l'immersion dans l'eau froide ne put le réveiller.

Van-Swieten rapporte un cas à peu près semblable pour la durée. Le dormeur dont il parle ne voulut pas croire, en se réveillant, que la nuit eût été si longue ; cependant il se laissa persuader, car il se rappelait s'être endormi à l'époque des semailles et le temps de la récolte commençait.

Une femme de la campagne dormait régulièrement toute la semaine et ne se réveillait que le dimanche au matin ; alors elle faisait sa toilette, prenait quelques aliments et se rendait à l'église ; à son retour, elle se rendormait jusqu'au dimanche suivant.

Un homme, glouton de son naturel et qui ne mangeait qu'une seule fois le jour, s'endormait aussitôt qu'il avait avalé le dernier morceau et vidé la dernière bouteille. Il se réveillait le lendemain à la même heure, pour recommencer exactement ce qu'il avait fait la veille.

On cite une dame de haute famille qui dormit trois années consécutives, sans prendre d'autre nourriture qu'un peu de bouillon qu'on lui introduisait, au moyen d'une sonde, par les fosses nasales, car elle conserva pendant tout ce temps un resserrement tétanique des mâchoires. Elle expira quelques minutes après son réveil.

Les annales de médecine contiennent des

exemples de sommeil si extraordinaires, si prodigieux, qu'on en douterait presque, s'ils n'étaient rapportés par des auteurs dignes de foi. Ainsi, on y trouve des sommeils qui ont duré depuis 24 jours jusqu'à 49; depuis deux mois jusqu'à quatre ans et plus; on serait tenté de croire, en face de tels exemples, que la fable d'Épiménide qui dormit cent ans, est un fait historique, seulement un peu exagéré.

On pourrait comparer les personnes affectées de cette singulière maladie, aux animaux hibernants, dont le sommeil est une véritable léthargie. Leur respiration et leur circulation sont insaisissables; il y a perte de sensibilité et de mouvement; on peut même les disséquer, sans qu'ils donnent signe de douleur. Des phénomènes à peu près semblables se passent à l'égard des léthargiques : les bruits violents, les secousses, les piqûres, les incisions, les brulûres et les moyens les plus extrêmes sont impuissants à tirer certains sujets de ce profond sommeil.

Nous terminerons l'histoire du Cataphora par un fait d'autant plus curieux que la véracité semble en être garantie par la bonne foi du vieillard à qui nous l'avons entendu raconter.

Un montagnard des Pyrénées vivait dans la plus profonde indigence avec sa femme, créature d'un tempérament irascible qui, depuis l'âge de retour, avait éprouvé plusieurs atteintes de Carus. Les prodrômes de cette maladie s'annonçaient par une humeur difficile, intraitable. Déjà méchante par nature, cette femme devenait hargneuse, emportée, fougueuse, et se livrait, sur son mari, à des actes de brutalité ; puis, à la suite de ces scènes violentes, elle tombait dans un sommeil léthargique dont il était impossible de la tirer, et qui durait de quinze à vingt jours. Le pauvre diable n'opposait que patience aux bourrasques conjugales ; elle est malade, disait-il piteusement, il faut bien lui pardonner, et il supportait les injures, les coups avec une résignation stoïque; seulement il se cachait la tête dans les mains, car c'était surtout au visage qu'en voulait la mégère.

Il arriva un jour que le sommeil de cette femme se prolongea plus longtemps que de coutume; un homme de l'art la jugea morte. Le montagnard versa quelques larmes et remercia Dieu de l'avoir rappelée dans son sein. Pauvre comme Job, n'ayant pas l'argent nécessaire à l'achat d'une bière, il fit part de son embarras à ses voisins : deux paysans du hameau placèrent la défunte sur une civière avec ses vêtements pour linceul, et se dirigèrent vers le champ du repos. Comme ils passaient dans un étroit sentier bordé de broussailles, une ronce déchira le visage de la morte qui se réveilla tout à coup, en poussant un cri aigu. Les porteurs effrayés laissèrent tomber la civière et s'enfuirent à toutes jambes; le mari, qui s'était sauvé comme les autres, revint sur ses pas, après un moment de réflexion, et aida la malheureuse à regagner le logis. La terreur fut grande au hameau ; il se passa plusieurs mois sans que les plus intrépides n'osassent regarder en face la *morte ressuscitée*.

De ce jour l'humeur de la malade devint si féroce, que le pauvre montagnard fut forcé de déserter sa chaumière, dans la crainte d'être assommé. Sur le bruit qui s'était répandu, à la ronde, que cette femme était sorcière, qu'elle mourait et ressuscitait à volonté, le desservant d'un village voisin se rendit sur les lieux, accompagné du mari qui, depuis quelques semaines, errait sans asile. Lorsqu'on ouvrit la porte de la chaumière, on trouva la dormeuse étendue raide et livide sur le sol. Cette fois elle était bien morte ; l'odeur putride que répandait son cadavre ne permettait plus d'en douter. Personne au hameau ne voulut la porter en terre ; tout le monde frissonnait encore au souvenir de sa résurrection. Deux soldats, rejoignant leurs cantonnements, qui étaient venus gîter dans l'endroit, sur la prière de l'ecclésiastique, se chargèrent de ce triste soin.

Le montagnard, comme la première fois, suivit la civière tête baissée, l'œil humide; il pleurait, le brave homme, car il se croyait veuf tout de bon. Sa démarche lente, ses sanglots, l'abattement de ses traits indiquaient la douleur et les regrets; cependant, lorsque les soldats entrèrent dans le sentier buissonneux, il leur cria naïvement : *Camarades, prenez garde aux broussailles.*

CATALEPSIE.

La Catalepsie est la suspension instantanée de l'exercice des sens et de l'action musculaire dirigée par la volonté : l'ouïe, cependant, et l'intelligence persistent. Les cataleptiques restent dans la position qu'ils avaient au moment de l'attaque, leurs membres gardent celle qu'on leur imprime; la bouche est muette. Le corps conserve, pendant l'accès, l'immobilité d'une statue; la respiration et le pouls sont d'une lenteur remarquable, quelquefois insensibles.

Cette affection, très-rare, selon quelques médecins, attaque plutôt la femme que l'homme. En voici un exemple intéressant tiré de la *Gazette des hôpitaux*.

Madame de . . . . , appartenant à la classe aisée, accrochait un panier au mur de sa salle à manger, lorsqu'une explosion d'arme à feu retentit sous ses croisées; au même instant, frappée d'immobilité complète, elle resta comme pétrifiée, conservant son attitude, un bras levé vers le clou, l'autre appuyé contre le mur. Des domestiques accourus aux cris d'une femme de chambre, trouvèrent leur maîtresse dans cette position, les yeux ouverts et fixes, le visage muet et tranquille, sans le moindre signe de douleur; ils la transportèrent sur un lit de repos et vainement essayèrent de la faire revenir. Après une heure, des convulsions survinrent, ses dents grincèrent; puis les yeux perdirent leur fixité, devinrent humides, et des flots de larmes mirent fin à l'accès. Cette première invasion eut lieu à six heures du soir.

Le lendemain, à la même heure, madame de . . . s'amusait à cueillir des fleurs d'oranger; le temps était calme, le plus parfait silence régnait autour d'elle; tout à coup les mêmes phénomènes de la veille se reproduisirent : elle resta les deux bras automatiquement tendus vers la branche. Comme la veille aussi, l'état cataleptique dura une heure, et se termina par d'abondantes larmes.

Ces accès commençant toujours à la même heure et ayant une égale durée, continuèrent pendant six ans. Aucun symptôme précurseur n'en indiquait l'approche; Madame de . . . était soudainement frappée, n'importe ses occupations et les lieux où elle se trouvait, et toujours à six heures du soir. Alors, si elle parlait, le mot restait inachevé sur ses lèvres, les prunelles s'arrêtaient fixées sur un objet, tout le corps était saisi d'une effrayante immobilité; les membres obéissaient à tous les mouvements qu'on voulait leur imprimer et gardaient l'attitude dans laquelle on les laissait. A sept heures, une grande inspiration gonflait la poitrine, et bientôt des convulsions, des larmes amenaient la détente. Madame de . . . semblait, du reste, jouir d'une assez bonne santé; son embonpoint n'avait nullement souffert; elle mangeait bien, digérait avec facilité, toutes ses fonctions s'exécutaient paisiblement, et son moral n'avait reçu aucune fâcheuse atteinte.

Tous les traitements imaginables furent dirigés contre cette maladie, sans aucun succès. Au bout de six ans, les attaques devinrent moins fortes et plus courtes; mais une faiblesse de jambes augmentant à mesure que la catalepsie s'effaçait, finit par amener une paraplégie complète. Quelques mois après, cette dame marchait avec des béquilles; il ne lui restait plus, de ses attaques quotidiènnes, qu'un phénomène non moins curieux : tous les jours, à six heures du soir, le doigt annulaire gauche se fléchissait sur la paume de la main et ne se redressait qu'à sept heures ; c'était un chronomètre d'une précision rigoureuse.

Il existe une espèce de catalepsie qu'on pourrait nommer léthargique, à cause de sa durée prolongée au delà de la période normale ; cette terrible affection, offrant tous les caractères d'une mort apparente, a plusieurs fois donné lieu à de funestes méprises. La peau est froide, l'œil vitreux, le pouls ne bat plus, la respiration semble éteinte ; le poli d'une glace présentée à la bouche n'en est point terni ; toutes les fonctions vitales sont suspendues, le corps simule un cadavre.

La relation d'un fait passé en Espagne, il y a quelques années, suffira pour faire apprécier les dangers auxquels un jugement trop prompt, sur la mort, expose les personnes atteintes de cette catalepsie. Laissons parler la jeune demoiselle qui faillit en être victime :

« On me crut morte...... J'entendis les gémissements de ma famille éplorée; j'entendis les sanglots et reçus le dernier adieu de mon fiancé; mes sœurs me donnèrent le dernier baiser ; la bière était ouverte, elle allait se fermer sur moi, lorsque le conseil d'un médecin fit retarder mon enterrement. Je restai trois jours exposée sur un lit mortuaire, trois jours à écouter ce que la douleur d'une famille, dont j'étais l'idole, avait de plus déchirant, de plus cruel ! Je saisissais tout ce qui se disait jusqu'au moindre bruit ; combien de fois j'essayai de m'agiter, de crier, de pousser un soupir : impossibilité absolue...... J'étais morte physiquement, l'intelligence et l'ouïe seules avaient conservé leur activité. Je me voyais, hélas! condamnée à être enterrée vive. Quelles angoisses, quel supplice, oh! que je souffrais!...

Le matin du quatrième jour, mon médecin et deux de ses collègues vinrent me visiter : ils m'explorèrent minutieusement, soulevèrent plusieurs fois mes paupières qu'ils frottèrent contre le globe de l'œil, en disant : Prunelles insensibles et vitreuses, froid général, face livide, plaques verdâtres sur la surface du corps; ce sont les signes certains d'un commencement de décomposition, on peut l'enterrer aujourd'hui. Ma famille sortit de l'appartement où j'étais exposée, pour éviter le douloureux spectacle de mon ensevelissement. Alors on me couvrit d'un linceul, on me descendit dans la bière et j'entendis les marteaux clouer le couvercle. En ce terrible instant, que de tentatives ne fis-je point dans la pensée, que de prodigieux efforts pour donner signe de vie! toujours même impossibilité..... Je me résignai donc croyant que c'était la volonté de Dieu, et me mis à le prier avec ferveur. Je fus portée à l'église : les cierges brûlèrent autour de mon cercueil, les prêtres chantèrent la prière des morts; une heure après, les fossoyeurs me faisaient glisser dans la fosse. Au bruit sourd de la première pellée de terre jetée sur mon cercueil, tout mon être frissonna, tressaillit; je m'efforçai de crier, je multipliai, dans mon esprit, tout ce que l'énergie du désespoir peut donner de puissance à l'action ; vains efforts! je restai immobile et muette sous mon linceul. Bientôt je tombai dans l'abattement, mes idées, si claires jusque-là, s'effacèrent, je perdis connaissance.

Lorsque je revins à moi, le vent sifflait dans les ifs du cimetière, le tonnerre grondait avec fracas, un orage éclatait sur ma tête. La foudre tomba probablement près de moi, car j'éprouvai une violente commotion, il me sembla que la sensibilité revenait au corps.

Voici à quelle triste circonstance je dus mon retour à la vie.

Celui que j'aimais, Diégo, le jeune homme à qui j'étais fiancée, avait obtenu du fossoyeur, moyennant une somme d'argent, que la fosse ne serait comblée que le lendemain matin. Un horrible projet roulait dans sa tête; il voulait s'unir à moi par le suicide et partager ma tombe. En effet, vers le milieu de la nuit, j'entendis des pas s'approcher..... C'était lui!

« O mon Anna! s'écria-t-il. Diégo ne pouvant vivre sans toi, vient mourir près de toi; que Dieu me pardonne cet acte de désespoir, et réunisse nos deux âmes!

J'entendis craquer les ressorts d'une arme... Il allait se tuer... Soudain, un cri perçant partit de ma gorge : la voix m'était revenue. A ce cri que le silence des nuits et la lugubre obscurité du lieu rendaient plus effrayant encore, l'arme s'échappa de la main du jeune homme et vint rouler, avec lui, sur mon cercueil.

Aux premières lueurs du jour, attirés par mes gémissements, les gardiens du cimetière accoururent à ma fosse, enlevèrent le corps de Diégo, déclouèrent ma bière et me rendirent à mes parents; la violente émotion que leur causa ma présence faillit coûter cher à plusieurs d'entre eux. Mon fiancé avait également été rendu à sa famille, mais dans un état pire que la mort peut-être. Entourée de soins empressés, de sollicitudes, de caresses, je me rétablis promptement. Et Diégo.... l'infortuné! Lorsqu'il rouvrit les yeux, il était fou..... Je lui ai consacré ma vie sur la terre; mais hélas! j'ai perdu la sienne.... J'espère dans les cieux!

Il existe une autre affection, espèce de névrose qui se rattache à la léthargie et à la catalepsie par quelques symptômes, et offre aussi les caractères d'une mort apparente; la période d'accès est plus ou moins longue; à l'impossibilité des mouvements volontaires se joint presque toujours le sommeil de plusieurs sens; ici encore l'intelligence et l'ouïe conservent leur activité; malgré son analogie de symptômes, ce n'est point cependant la catalepsie proprement dite, puisque les yeux sont fermés et les membres présentent la molle flexibilité de ceux de l'enfant endormi; ce n'est pas, non plus, la léthargie, puisque le sentiment et l'ouïe persistent. On pourrait peut-être nommer cette affection *fausse catalepsie*, ou paralysie momentanée des organes encéphaliques présidant aux mouvements volontaires et à l'exercice d'un ou de plusieurs sens. Cette étrange maladie a fourni une foule d'observations curieuses, dont nous allons rapporter quelques-unes des plus intéressantes.

Un aspirant au Baccalauréat ès-sciences, chez qui des veilles prolongées et des travaux trop longtemps soutenus avaient occasionné un épuisement nerveux très-grave, tomba tout-à coup dans un sommeil cataleptique qui inquiéta beaucoup sa famille. On avait beau crier à ses oreilles, l'agiter, le pincer, il ne donnait aucun signe de sensibilité; la respiration se reconnaissait à peine, la face était tranquille et la peau conservait sa chaleur; plusieurs jours se passèrent ainsi. Un matin, après quelques tentatives faites par ses jeunes camarades, pour le réveiller, un d'entre eux s'avisa de lui poser cette question : « Jules *** je parie que tu ne me dise pas quelle est la racine carrée de 2916? — 54! s'écria le dormeur, et le réveil fut soudain. Jules *** éprouva, pendant le cours de l'année, plusieurs atteintes de cette affection ; le remède infaillible, pour abréger l'accès, était la proposition d'un problème qu'il résolvait avec une étonnante facilité. La suspension de ses travaux scientifiques, l'équitation, la chasse et autres distractions actives le guérirent complétement.

Un musicien passionné, savant dans son art et doué d'une délicatesse d'ouïe surprenante, éprouvait des crispations nerveuses, accompagnées de mouvements d'impatience et de grincements de dents, toutes les fois qu'on chantait ou qu'on jouait faux devant lui; en revanche, il s'extasiait, restait plongé dans un muet ravissement lorsqu'il entendait exécuter, avec âme et précision, un de ces beaux morceaux empreints du génie des grands maîtres. Cette excessive sensibilité lui avait causé de nombreux dérangements dans les fonctions nerveuses et digestives ; plusieurs fois il avait été obligé de garder le lit à la suite de ces violentes émotions musicales. Un soir, rentré chez lui, après avoir assisté à un concert donné par les premiers artistes de la capitale, il fut saisi d'un assoupissement dont rien ne put le tirer. Cet état durait depuis 87 heures, lorsqu'un médecin, de ses amis, étant venu le visiter, conseilla de faire de la musique dans l'appartement même. Aussitôt, une des personnes présentes se place au piano, et deux autres se mettent à chanter un duo de Rossini ; mais ni le pianiste, ni les chanteurs n'étaient habiles à rendre, avec expression, la musique du célèbre Maëstro. Après quelques phrases exécutées tant bien que mal, les deux voix s'arrêtèrent sur un point d'orgue, de façon à blesser l'oreille la moins exercée. Le malade, jusqu'alors immobile, s'agita brusquement sur son lit, ses traits accusèrent une douloureuse impatience, puis tout-à-coup, d'une voix courroucée : « Les barbares ! écorcher ainsi le chef-d'œuvre de Rossini !... » Il ouvrit immédiatement les yeux et resta stupéfait de se voir entouré de ses amis.

Les journaux ont parlé d'une dame du monde, grande devineresse d'énigmes, de charades, de logogriphes, d'anagrammes, d'homographes et autres jeux de mots, qui étonnait par sa prompte facilité d'esprit, en ce genre, et faisait sa principale occupation de cet amusement futile. Des contrariétés de famille et surtout la perte d'un petit chien adoré, la jetèrent dans un état de fausse catalepsie très-inquiétant. Le hasard fit aussi découvrir le secret d'abréger son sommeil. Deux jeunes demoiselles, qui la veillaient, s'étant mises à jouer aux énigmes, pour se distraire, l'une d'elles proposa à l'autre le logogriphe suivant :

Sur six pieds je suis minéral,
Sans mon chef je suis végétal?

Marbre! s'écria la dormeuse aussitôt; elle poussa un profond soupir et se leva, demandant combien de temps avait duré son sommeil? C'était le cinquième jour. Le lendemain elle se rendormit de nouveau; le médecin ordonna de la laisser reposer quelques heures, au bout desquelles une nouvelle charade lui ouvrit les yeux. On fit la remarque, à la suite de plusieurs accès, que la faculté divinatoire de Madame ...... augmentait prodigieusement pendant ce sommeil; elle trouvait, sans la moindre hésitation, le mot caché des énigmes les plus complexes, les plus difficiles, ce qu'elle n'aurait assurément pu faire pendant l'état de veille.

Ces quelques exemples, que nous venons de relater, et une foule d'autres consignés dans les annales de l'art médical, prouvent combien de prudence et de lenteur on doit mettre à constater un décès; aussi les pères de la médecine légale ont dit que, de tous les signes de la mort, un seul emportait avec lui le critérium de certitude : la *putréfaction*.

Nous terminerons cet article en faisant observer que le sommeil n'est point le partage exclusif de l'homme et des animaux; tous les êtres ayant vie, depuis la plante la plus simple jusqu'à l'animal le plus complexe, jouissent de cette condition de l'existence. Et, chose digne d'attention, le sommeil est d'autant plus long qu'on descend davantage l'échelle des êtres organisés, de l'homme au lithophyte. Tout le monde sait que les animaux hibernants, l'ours, la marmotte, etc., dorment une partie de la mauvaise saison; que les reptiles, après avoir englouti une proie souvent plus grosse qu'eux, restent, pendant tout le temps de la digestion, plongés dans un engourdissement si profond, qu'on peut les approcher et les toucher sans danger. Personne, non plus, n'ignore que les graines restent inertes et comme privées de vie jusqu'à ce qu'on les sème : alors, pour elles, le réveil commence et la germination prouve leur vitalité. Le sommeil est donc une nécessité de l'existence ; tous les êtres organisés y participent ; nul ne saurait s'y soustraire.

Nous venons d'énumérer les perversions que présentait le sommeil chez l'homme ; il nous reste à décrire les phénomènes qui se passent pendant sa durée et auxquels on a donné le nom de songes ; c'est cette matière que nous allons traiter sous le titre d'*Onirogénie*.

ONIROGÉNIE.

THÉORIE DES SONGES (1).

Le songe est la représentation plus ou moins fidèle, pendant le sommeil, des choses qui nous ont frappé durant la veille; c'est une réminis-

(1) Afin d'éviter les répétitions fréquentes et forcées des mots *songe* et *rêve*, on leur a conservé, dans cet article, une synonymie complète.

cence exacte, claire ou confuse de nos actions passées, ou encore, l'exécution de celles que nous désirons faire, n'importe le temps et l'espace.

Les sensations et les idées sont la cause nécessaire des songes; la vie de relation est une des conditions essentielles à l'onïrogénie : le sommeil de l'enfant est, en ce sens, un repos complet. Le défaut congénial d'un sens entraîne l'absence absolue des sensations attachées à ce sens; ainsi, l'aveugle-né ne saurait éprouver, dans ses rêves, les sensations fournies par la vision ; le sourd est dans le même cas pour tous les phénomènes qui regardent l'audition.

Il y a des songes d'une vérité frappante : l'action est suivie dans ses moindres mouvements, dans ses plus petits détails; ressemblance de formes, temps, lieux, couleurs, sons, rien n'échappe, tout arrive avec une précision, une netteté merveilleuse : on les nomme *songes lucides*. D'autres, au contraire, sont incohérents, bizarres, fantasques, interrompus, sans suite, et ne laissent, au réveil, que des souvenirs confus ou presque entièrement effacés : *rêves obscurs*.

Cette succession d'images qui naissent, s'effacent, se renouvellent pendant le rêve, est due à l'association d'idées. Dans l'état de veille, si l'on considère un objet, il est rare qu'il ne fournisse plusieurs idées réunies : ainsi la vue d'une femme au physique attrayant fait naître l'idée de beauté, qui nécessairement entraîne les idées de beaux yeux, front élevé, bouche fraîche et petite, pieds mignons, taille souple et bien prise, suavité de formes, etc.; de même, dans le rêve, l'idée principale attire à elle toutes celles qui s'y rattachent par quelques rapports. Ces idées secondaires en développent d'autres, et cette succession se fait avec une si étonnante rapidité, qu'en un quart-d'heure il vous semble avoir vécu des années.

La mémoire est celle des facultés qui s'exerce

le plus pendant le rêve ; l'imagination vient ensuite, le jugement se tait le plus souvent.

Voici, en abrégé, le mécanisme des phénomènes oniriques :

Pour que le songe ait lieu, il faut que plusieurs organes cérébraux veillent ; aussi, le premier somme, surtout chez les individus de travaux physiques, est un repos complet. Si un seul organe veille, le songe peut parcourir fidèlement toute la sphère des idées appartenant à cet organe : si, avec ce même organe éveillé, d'autres organes, ses congénères, reprennent leur activité, le songe deviendra clair, suivi, plein de vérité. Que la mémoire, par exemple, agisse de concert avec le raisonnement et le jugement, alors le songe marchera si net, si lucide ; l'enchaînement des circonstances sera si bien observé, la connexion des rapports si intime ; tous les objets seront représentés avec tant d'exactitude, dans leurs plus petits détails, que l'action revêtira toutes les apparences de la réalité. Dans cet état, l'organe de la pensée jouit d'une perspicacité d'autant plus grande que son action est plus concentrée. Cette concentration de la force vitale sur quelques-unes des facultés intellectuelles, leur donne un tel degré de puissance que le dormeur pénètre les probabilités de l'avenir, sent naître des pressentiments qui souvent se réalisent, et compose des chefs-d'œuvre, tandis qu'à l'état d'éveil il n'aurait exécuté que des travaux ordinaires. Le phénomène inverse a lieu si plusieurs organes opposés, quant au but, veillent et agissent simultanément, c'est-à-dire que le rêve est obscur, incohérent, brisé. S'il arrive que l'activité de l'un de ces organes diminue, tandis que celle de l'autre augmente, on aura une série de petits rêves qui naissent, passent rapidement, pour être remplacés par d'autres de même durée : *rêvasseries*.

Les rêvasseries ont lieu, le plus ordinairement, pendant la somnolence, espèce de sommeil incomplet, résultant de la fatigue après des travaux pénibles, une marche forcée, un état de souffrances physiques ou morales.

Toutes les fois qu'une impression est vivement ressentie pendant la veille, ou qu'une idée s'est opiniâtrement attachée au cerveau, il y a fort à présumer que le songe les reproduira. Les personnes dont le système nerveux, très-excitable, est encore surexcité par une vie intellectuelle active, certains hommes de lettres, par exemple, travailleront, pendant le sommeil, à leurs ouvrages; résoudront des questions difficiles, composeront des discours, des pièces de vers avec toute la facilité de l'inspiration.

Une foule de circonstances influent sur la nature et la formation des rêves. Nous établirons la classification selon les sexes, les âges, les tempéraments, les lieux, les conditions sociales, et selon l'état sain ou morbide des organes.

En pleine santé, lorsque l'économie, jouissant de toute l'intégrité de ses fonctions, repose convenablement, sans aucune gêne, que l'esprit est calme ou affecté d'une joie douce, les rêves sont légers, tranquilles, agréables ; dans l'état maladif, ils sont lourds, fatigants, pénibles, souvent hideux, effrayants : ces derniers prennent le nom de *cauchemar*.

Nous avons dit que les perceptions, les sensations légères de la veille, grossissaient dans le rêve et acquéraient une force, une intensité remarquables, surtout quand un organe souffrait, ou était seulement surexcité. Cet état de l'organisme humain est le plus ordinaire, car il est bien rare, pour ne pas dire impossible, que l'ame et le corps soient dans un état de calme parfait.

Ainsi, selon l'état d'inquiétude morale ou de douleurs physiques, la sensation causée par une piqûre de puce s'exagèrera jusqu'à simuler un coup d'épée ; un tintement de cloche vibrera comme la voix lugubre du tocsin. D'après l'association d'idées, le tocsin implique un évènement fâcheux, une catastrophe ; c'est un cri d'alarme! Le dormeur verra une foule effrayée courir de toutes parts, appeler du secours; des tourbillons de flamme s'élanceront d'un édifice, le dévoreront ; et si le réveil n'a point lieu, il sera témoin de toutes les circonstances d'un incendie.

D'autres fois, pour les personnes malades qui se nourrissent d'idées tristes, ce tintement de cloche ressemblera au glas des agonisants ; un convoi funèbre se déroulera, dans le rêve, avec tout son appareil de deuil et de douleurs ; elles entendront les graves psalmodies des prêtres mêlées aux gémissements sourds de la famille éplorée ; elles verront les larmes couler et les têtes sortir pâles et tristes de leurs longs vêtements noirs. Si le sommeil n'est pas interrompu par ce premier cauchemar, le rêveur apercevra le cercueil s'ouvrir tout-à-coup; un cadavre en surgira avec ses membres décharnés, sa face livide et ses prunelles vitreuses roulant au fond de leurs orbites. Tous les assistants fuiront : il voudra fuir aussi ; mais ses pieds s'y refuseront, et il se sentira saisir par les doigts noueux du fantôme ; il frissonnera à cet horrible contact ; il s'efforcera de crier et s'agitera douloureusement sur sa couche, en proie à toutes les angoisses de la terreur; enfin le réveil aura lieu.

La vue d'un tableau qui a vivement frappé, une conversation, une lecture même suffisent pour occasionner, chez les personnes délicates, un ébranlement nerveux qui retentira pendant le sommeil et qui, selon les impressions agréables ou pénibles ressenties, doit amener les gracieuses images d'un rêve doré ou les affreuses étreintes du cauchemar.

J'ai connu, il y a quelques années, une jeune demoiselle de constitution chlorotique et nerveuse, qui mourut victime de la coupable imprévoyance d'un confesseur. Ce malheureux lui avait fait une peinture si horrible de l'enfer, que la pauvre enfant s'en retourna toute timorée, pâle, tremblante et comme hébêtée. La nuit, ses rêves lui retracèrent tout ce qu'elle avait entendu au confessionnal, mais avec des circonstances encore plus terribles. Elle ne voyait qu'ossements, squelettes, figures épouvantables; elle sentait l'odeur du soufre et la brûlure des flammes qui l'entouraient; elle était poursuivie, harcelée par des monstres effroyables qui la fouettaient de leurs queues et la perçaient de leurs cornes... Enfin elle put se réveiller; mais dans un état déplorable! Les parents, attirés par ses cris, cherchèrent vainement à calmer son agitation extrême, à vaincre ses terreurs. Plusieurs nuits se passèrent avec les mêmes songes, sans que les parents pussent y apporter remède. Le quatrième jour, cette jeune innocente, atteinte de fièvre cérébrale pernicieuse, expira dans les convulsions d'un délire de *démonophobie*.

Des songes relatifs aux sexes.

La femme ne rêvera jamais être homme, ni l'homme porter dans ses flancs les fruits de la fécondation.

Selon les états, les professions, la position sociale, le genre de vie, les sens et l'âme sont affectés de manières différentes. Or, le prolétaire n'aura point les songes du roi ; l'idiot, ceux de l'homme de génie ; non plus que le rude chaudronnier de Saint-Flour n'aura ceux du musicien délicat et passionné de la molle Italie.

Selon les climats et les lieux.

Les habitants des terres équatoriales qui vivent et meurent sans être jamais sortis de leurs contrées ardentes, ne rêveront point aux glaces éternelles des régions polaires.

Pour les tempéraments.

On a observé que l'être indifférent, ladre en amour, dont la fibre génitale est muette à tout voluptueux désir, n'a point les rêves du tempérament opposé, rêves qui, bien souvent, provoquent la sensation érotique.

L'homme doux et paisible, vivant sans fiel ni passion, n'a point les rêves agités de l'homme qu'une organisation funeste porte à la haine, aux rixes, aux transports violents de la vengeance ou du désespoir.

Les songes de la jeunesse, de l'âge mûr et du vieillard ne se ressemblent pas davantage. Ce dernier ne rêve que rarement; ses nerfs se sont émoussés au frottement des années; revenant, fatigué du voyage de la vie, le lit sur lequel il doit bientôt se reposer, c'est la tombe. L'espoir ne fait plus battre son cœur paresseux, engourdi; ses affections s'effacent de jour en jour; sa vie de relation se rétrécit; l'activité de ses organes allant toujours en diminuant, il a moins besoin de réparer. Le vieillard dort peu, le moindre bruit le réveille, et s'il rêve encore quelquefois, c'est aux temps passés ; sa mémoire le reporte incessamment aux belles époques de son existence qu'il regrette, et qui se sont enfuies sans retour..... hélas!...

L'âge mûr voit se reproduire, dans ses rêves, tout ce qui tient à ses intérêts, à sa famille, à son ambition.

Mais, pour la jeunesse folle et rieuse, quelles nuits! quels songes!..... Le froid calcul n'a pas encore glacé les chaudes émanations du cœur; les organes sont neufs; la maladie n'a pas encore soufflé sur eux ses âcres et virulents poisons. Oh! le sommeil est doux alors, parceque l'âme est tranquille; la sève remplit tous les vaisseaux et la santé ruisselle par tous les pores; le sommeil est doux, parce que les yeux de la jeunesse aperçoivent la vie à travers le prisme aux enchantements. Ce sont de jeunes filles, couronnées de fleurs, qui passent et repassent dans les rêves, murmurant d'harmonieuses paroles d'amour, et vous jetant un mystérieux sourire, un de ces sourires qui promettent le bonheur. Vous courez avec elles sur de fraîches prairies, vous mêlez vos jeux aux leurs, tantôt les poursuivant au sommet des coteaux et tantôt dans les profondeurs du vallon. D'autres fois, vous avez des ailes et rasez légèrement l'eau des lacs limpides, vous franchissez le torrent ou la rivière aux yeux d'une foule émerveillée. De la haute cime des monts vous vous élancez dans la plaine, et, après avoir plané quelques instants, vous venez vous abattre aux genoux de votre amie, en la ventilant de vos ailes d'azur; elle vous sourit tendrement et vous accorde ce qu'éveillé vous n'eussiez osé lui demander; puis, au réveil vous vous sentez ému, le cœur débordant de joie et d'amour. Souvent on referme les paupières pour chercher la continuation de si beaux rêves, bien souvent on va se promener solitairement dans la campagne, pour repasser dans sa mémoire les délicieuses impressions de la nuit. Une atmosphère de voluptés vous baigne de toutes parts; les brises sont plus tièdes, les fleurs plus fraîches, plus embaumées; la poitrine est gonflée de vagues désirs, le cœur palpite; on tressaille involontairement, dans l'attente d'une enivrante réalité; et cet état d'ineffable expansion, de béatitude générale se prolonge des heures entières. O rêves dorés de la jeunesse! rêves luxuriants d'amour et de chaude poésie, qui ne vous a point caressés! Et plus tard,.. hélas, qui ne vous a point regrettés, ô rêves dorés de la jeunesse!

CAUCHEMAR.

Définissons le cauchemar; esquissons à grands traits ses causes, son mode d'action et ses tristes effets.

De toutes les perversions du sommeil, la plus fatigante, la plus douloureuse est celle qu'on a nommée *terreurs nocturnes*, incube, ou *cauchemar*. C'est l'*éphialte*, le *pnigalion* des Grecs; l'*incube* des Latins; le *machérick* des Celtes; le *vampirisme* des Hongrois; le *nachtmaar* des Allemands; le *night mare* des Anglais; le *maren* des Danois; le *pesarolo* des Italiens ; le *mampesado* des Espagnols, etc.; expressions qui toutes désignent des êtres fantastiques, sombres enfants de la nuit.

Le cauchemar est donc un songe pénible où, à une apparition effroyable, se joint une douloureuse suffocation; où l'impossibilité d'exécuter le moindre mouvement, soit pour se défendre, soit pour se tirer d'un péril imminent, se combine à un sentiment de terreur et d'angoisses. C'est dans le cauchemar qu'on aperçoit des monstres, de hideux fantômes, des cadavres ensanglantés, des squelettes sortant de leur tombe, des guivres, des gnômes, des lamies; enfin toute la horde gibbeuse et disloquée des mythes sacrés et profanes qui se mettent à danser autour de vous avec d'affreuses contorsions, d'épouvantables éclats de rire. Ces figures viennent se poser devant votre lit et vous regardent, tantôt immobiles, tantôt grimaçantes, font grincer leurs dents aiguës, claquer leurs os décharnés, et, tout à coup, s'abattent sur votre poitrine, la compriment, sucent vos mamelles, vous excitent au plus honteux libertinage, aux caresses les plus lascives. Tout à coup vous vous sentez lentement étouffer : vous voulez crier, mais la voix vous manque; vous faites de prodigieux et vains efforts pour vous débarrasser du poids qui vous écrase.... Enfin, vous vous réveillez anhélant, harassé, brisé, couvert de sueur, et vos yeux cherchent avidément un rayon de lumière pour détruire le reste de ces images horribles.

On donne le nom d'*incube* au cauchemar où l'homme écrase de son poids un être quelconque, et celui de *succube*, quand c'est la femme qui se sent écrasée. De cette manière, le premier serait exclusivement le cauchemar de l'homme, et le second, celui de la femme. Je pense qu'il serait plus exact, d'après l'étymologie des mots, d'admettre qu'il y a *incube* lorsqu'on écrase, et *succube* quand on est écrasé, n'importe le sexe.

On trouvera l'une des causes du cauchemar dans une violente impression, reçue pendant la veille, dans un ébranlement du cerveau provoqué par une scène affreuse, dont on a été l'acteur ou le témoin oculaire. La vue d'un tableau hideux qui frappe vivement, l'attention qu'on aura prêtée à un récit énergiquement exprimé suffisent pour prédisposer au cauchemar ; mais les causes les plus fréquentes se rencontrent, sans contredit, dans l'état maladif ou l'indisposition de nos organes. L'observation prouve que les affections cérébrales donnent lieu aux rêves les plus singuliers, les plus bizarres. Les objets perçus revêtent des formes, des couleurs tellement incroyables ; les figures se meuvent, gesticulent d'une façon si extraordinaire, que l'esprit est comme entraîné dans une région apocalyptique. On prétend que c'est pendant une période d'affection cérébrale, résultant d'une forte contention d'esprit, que le peintre Callot enfanta ses étranges diableries. Tartini se trouvait dans les mêmes conditions, lorsqu'il composa sa fameuse sonate du *Diable*.

Remarquons bien que, d'après tel ou tel viscère affecté, le songe offre tel ou tel caractère.

Dans les maladies de poitrine, du cœur et des gros vaisseaux, les angoisses sont si intenses, si multipliées, qu'on se réveille en sursaut, le corps couvert de sueur glacée, la respiration courte, gênée, et, longtemps après avoir ouvert les yeux, il reste de l'étonnement et de l'anxiété.

Le cauchemar, qui dépend d'une affection d'estomac ou d'intestins, est le plus fréquent, surtout si l'on tient compte des digestions laborieuses, des indigestions. C'est d'abord un sentiment de pesanteur à l'épigastre et au ventre; c'est ensuite une oppression qui augmente de plus en plus et devient intolérable; puis on se sent étouffer, on veut crier, fuir; mais on ne trouve ni voix ni force; il faut subir jusqu'au réveil cette atroce douleur; c'est le *succube* dans toute son intensité.

Il existe une foule de cauchemars plus ou moins complets, et leur gravité s'accroît toujours en raison directe de l'intensité des causes. Une fausse position pendant le sommeil, le refroidissement d'une partie du corps; la faim, la soif, les douleurs rhumatismales, un travail morbide qui s'opère dans l'épaisseur d'un membre, d'un organe, etc.

Galien parle d'un homme sujet, depuis de longues années, à des attaques de névralgie sciatique très-aiguës. A la suite d'une attaque des plus vives qui occasionna au malade une insomnie de plusieurs jours, le membre brûlant jusqu'alors se refroidit peu à peu, les souffrances se calmèrent et il put enfin s'endormir. Après un sommeil agité de quelques heures, il rêva qu'il avait une jambe de marbre : à son réveil sa jambe était paralysée! Evidemment, la causalité de ce rêve se trouve dans le travail morbide que recèlait le membre : l'influx nerveux ayant cessé, les douleurs s'évanouirent avec la vitalité de la partie, et la sensation de froid qui en résulta donne raison du phénomène. Ce fait expliquerait d'une manière satisfaisante le songe de Jacob, dont la cuisse fut séchée, par un ange, au moment qu'il posait le pied sur l'échelle mystérieuse.

Un cordonnier atteint depuis longtemps d'une ophthalmie à l'œil droit, rêva que son singe le lui crevait avec une alêne; la sensation de vive douleur qu'il éprouva le tira subitement de son sommeil; il eut beau ouvrir l'œil malade; il eut beau en écarter les paupières avec ses doigts, et l'approcher de la lumière... il était borgne.

Madame de ***, pendant une froide nuit d'hiver, s'était endormie avec un bras hors du lit; par un mouvement automatique, l'ayant ramené sur sa poitrine, le contact glacé du membre lui fit rêver qu'un cadavre l'embrassait.

Il est des cauchemars compliqués qui frappent, émeuvent par l'étonnante netteté de l'action; la mémoire en conserve une profonde empreinte, et longtemps après le réveil, ils causent un sentiment d'effroi. Le plus communément, c'est la perte d'une fortune; c'est une trahison, une mort qu'on aurait à redouter; cette idée vous poursuit toute la journée et vient se retracer, dans le rêve, avec les plus sombres couleurs. Ce cauchemar atteint surtout les personnes hystériques, hypochondriaques, les jeunes gens timides, faciles à effrayer, et généralement tous les individus faibles d'esprit, crédules, impressionnables; ces sortes de rêves affectent le moral et l'attristent; on s'efforce en vain de chasser les noires pensées qu'ils font naître, elles reviennent toujours avec obstination et semblent être un pressentiment mystérieux. Si malheureusement, et par une cause fatale, le songe vient à se réaliser, on ne manque pas de dire que c'était un avertissement du ciel : de là le nom de *songes prophétiques*. Cette croyance erronée que la tradition conserve dans les familles, devient une source de frayeurs, le plus souvent funestes aux êtres faibles et crédules.

Joseph Frank rapporte l'histoire suivante : « Une noble Lithuanienne âgée de vingt ans, de constitution scrofuleuse, se réveilla, dans l'une des premières nuits de sa grossesse, avec un cri terrible ; et, toute frissonnante, raconta à son époux le songe qu'elle venait de faire : Il me semblait, lui dit-elle, que j'étais entrée dans une église, et qu'étant descendue dans les caveaux, j'avais aperçu une femme assise dans une tombe ouverte, allaitant deux enfants ; comme son aspect me remplissait de terreur, elle me dit : Ne t'effraie point, ma fille, car je suis ton image ; le lendemain du jour où tu auras eu deux fils, tu viendras dormir à ma place.

Le mari fit tout ce qui était en son pouvoir pour détruire la profonde impression laissée par ce songe effrayant, il ne put y réussir. Son épouse, imbue dès l'enfance de contes de sorciers et de revenants, tomba dans une mélancolie sombre, surtout aux approches de l'accouchement. Ce jour étant venu, après la sortie d'un enfant, l'accoucheuse dit à la mère de la jeune dame qu'il y avait encore un autre enfant dans l'utérus. — Que ma fille l'ignore à jamais! s'écria la mère prudente. Mais on ne put le lui cacher, et cette infortunée dit à son époux, avec un accent désespéré : Mon rêve s'accomplit. En effet, la fièvre puerpérale l'enleva peu de jours après. »

Une autre observation qui offre le double exemple d'un songe et d'une hallucination prophétique :

M. Ferdinand ***, homme d'un âge mûr, de constitution sèche et nerveuse, avait coutume d'aller, chaque année, passer quelques jours chez son ami d'enfance, M. Fabrice ***, à l'époque de la fête patronale du village. La dernière fois qu'il s'y rendit, M. Fabrice se trouvait indisposé; mais le plaisir de revoir Ferdinand fit oublier au malade ses souffrances; les joies de l'amitié semblèrent même avoir chassé le mal. Cependant M. Ferdinand avait aperçu quelque chose d'insolite sur le visage plissé de son ami, et le jour de son départ, il ne put cacher ses craintes au sujet d'une santé qui lui était chère; il l'embrassa en lui recommandant des soins, de la prudence, et surtout un régime sévère; puis il partit pour sa ville natale, distante de vingt lieues du village. Peu de temps après son retour dans ses foyers, M. Ferdinand se sentit oppressé et comme accablé de tristesse, sans cause connue; la nuit il eut un songe affreux. Il vit une bière sortir de la maison de son ami, suivie de sa famille en deuil qui l'accompagnait au champ du repos; s'adressant à une personne du corlége, afin de connaître le nom du défunt, il reçut cette réponse : « Êtes-vous donc assez indifférent pour ignorer la fin malheureuse de ce pauvre M. Fabrice ? Ces paroles sèchement prononcées le réveillèrent en sursaut : il passa le reste de la nuit dans une agitation extrême.

Le lendemain, obligé de remplir les devoirs que sa position sociale lui imposait, il fut triste, impatient, distrait, en proie à de sourdes inquiétudes ; il chercha, vingt fois, à se soustraire aux impressions douloureuses qui lui étaient restées de son rêve, et cette pensée qu'il chassait de toute sa volonté, revenait toujours plus triste, toujours plus sombre. Ainsi se passa la journée, au milieu d'un malaise et des angoisses qui lui donnèrent la fièvre. Le soir, comme il était à son secrétaire, achevant une lettre à M. Fabrice, dans laquelle il lui narrait son rêve et ses vives inquiétudes, on frappa doucement à sa porte.... Il se lève, prend la lumière et va ouvrir. — Que voit-il ? Son ami!.. Ah parbleu! mon cher, s'écrie-t-il, en se retournant pour poser son flambeau, sois le bien venu. Je t'écrivais dans le but de m'informer... Il se retourne, les bras ouverts, pour l'embrasser.... Il n'y avait plus personne.... Il franchit le seuil de la porte, regarde de tous côtés; personne.... Il appelle : partout un profond silence.... Il va frapper aux portes des voisins, demandant à tous s'ils n'ont point vu M. Fabrice? Les réponses sont négatives. Après de longues et d'infructueuses recherches, il revint chez lui, la tête brûlante et le moral profondément affecté de cette inconcevable apparition. Il se demandait si la présence de son ami, à cette heure, n'était point un rêve, une illusion de son esprit malade? Mais on avait frappé à sa porte; il était allé ouvrir; il l'avait vu, bien vu de ses yeux grands ouverts; ses sens ne pouvaient le tromper à ce point.... Oh! cette apparition cache quelque chose de mystérieux, murmura-t-il en faisant ses préparatifs de départ, et sur le champ il se mit en route pour le village qu'habitait Fabrice.

Arrivé au domicile de son ami, il trouva la famille dans le deuil et les larmes. On lui apprit que le défunt avait été enseveli la veille au soir.

La causalité de ce songe et de cette hallucination prophétiques, se trouve dans la vive impression que la maladie d'un ami produisit sur l'esprit de l'autre. Une pensée sombre, tenace, avait suivi M. Ferdinand dans ses foyers; le soir, elle s'était couchée avec lui, et pendant le sommeil, les organes cérébraux, surexcités, avaient développé le cauchemar. Mais cette inconcevable tristesse, ces inquiétudes, cet abattement éprouvés par M. Ferdinand, cette mort arrivée le jour même du songe? Tout cela reconnaît une autre causalité que nous expliquerons aux dernières pages de ce traité.

Autres exemples de songes prophétiques recueillis avec le plus grand soin :

Un mari soupçonneux, et non sans quelques motifs, se promène dans la campagne ; il s'assied sous un arbre, tire un volume de sa poche, se livre aux délassements de la lecture et s'endort. Il rêve qu'un jeune homme est dans les bras de sa femme; il se réveille aussitôt et regagne, en toute hâte, le toit conjugal. Au lieu de prendre la voie battue, il franchit les haies du jardin, saute, enjambe les plates-bandes, arrive, tout ému, au pied d'un pavillon qui servait de lieu de repos à madame. Il saisit une échelle, la dresse contre le mur et monte sans bruit. Qu'aperçoit-il à travers les persiennes?... Sa femme et le jeune homme dans la position qu'il avait rêvée; absolument comme si son rêve eût été un miroir fidèle. Mais l'amoureuse étreinte était achevée.... Le mari, homme d'esprit, dit froidement, en redescendant l'échelle : C'est fini : je ne puis faire que ce qui est consommé ne le soit point... Il s'en retourna tristement dans la campagne, méditer sur les vicissitudes matrimoniales.

Une jeune demoiselle avait demandé la permission à sa mère de coucher dans un petit cabinet situé sur une terrasse, en regard du jardin, pour prendre le matin des petits oiseaux à la glu. Cette permission lui fut accordée. La mère crédule lui demandait chaque jour si elle avait réussi à en prendre quelques uns? et toujours la demoiselle répondait qu'au moment de les saisir ils s'étaient envolés. Cependant, une nuit, la mère entendit un léger bruit dans le cabinet; elle eut d'abord quelques soupçons, et fut sur le point de sortir du lit pour aller les éclaircir, lorsqu'elle réfléchit que sa fille avait pu se lever pour des besoins naturels. A peine rendormie, elle rêve qu'un amoureux escalade le mur de la terrasse et entre dans le cabinet. Réveillée par ce songe vers l'aube matinale, elle monte avec précaution, ouvre doucement la porte du cabinet et voit sa fille... exactement comme dans le conte du Rossignol, de Lafontaine... Ne se laissant point déconcerter par cet accident, la mère dit aussi en verrouillant la porte : Pour cette fois, du moins, l'oiseau est pris ; il s'agit seulement de l'empêcher de s'échapper. Un mariage fut le résultat de cette chasse à la glu.

Une autre mère, inquiète, depuis quelques jours, sur la santé de son enfant en nourrice, rêve qu'il a été enterré vivant. Le lendemain, elle part précipitamment et arrive au moment où la fosse venait d'être fermée sur son fils. Cette mère désolée demande à ce qu'on ouvre la tombe, elle en fait retirer le cercueil, dont elle brise les planches et emporte l'enfant dans ses bras : quelques secours suffirent pour le rendre à la vie.

Un aide-de-camp, qui entretenait des liaisons intimes avec la femme de son général, rêve que le mari vient l'épée haute sur eux pour punir leurs criminelles amours : il se réveille effrayé et raconte son rêve à l'épouse adultère : celle-ci se met à rire en lui disant que le général est, à cette heure, à plus de cent lieues. L'aide-de-camp se rendort, mais tout bouleversé de ce qu'il vient de rêver. Dans la même nuit, le même songe se répète, sans provoquer le réveil ; il peut fuir cette fois ; il se cache dans le boudoir de sa maîtresse ; en jetant, par hasard, les yeux sur une glace placée devant lui, il voit sa moustache noire et chatoyante, sa soyeuse et belle chevelure blanchir subitement, la douleur qu'il en éprouve le tire du sommeil ; il quitte le lit et va interroger une glace qui lui confirme son malheur.

Un étudiant en droit, sur le point de passer ses examens, rêve que son père, au lit d'agonie, demande à l'embrasser avant de mourir. Le lendemain, il reçoit une lettre où cette triste nouvelle lui est annoncée. Il part, en toute hâte, et arrive au moment où le vieillard rendait le dernier soupir.

Une de nos élégantes de la capitale, femme à la mode et d'esprit, avait éprouvé un revers de fortune, à la suite d'une banqueroute frauduleuse; cette perte, assez considérable, l'affecta vivement pendant plusieurs années, et, malgré les distractions du monde, elle y pensait toujours. Revenant d'une soirée, où l'on avait parlé de songes prophétiques, dont plusieurs étaient étonnants de précision, elle y pensa avant de s'endormir, et fit celui-ci :

« Elle se rendait, en partie de plaisir, à une délicieuse villa; descendue de voiture pour traverser l'avenue qui conduisait au château, elle rencontre une pauvre vieille, portant un singe sur l'épaule, et lui jette une pièce d'argent. Arrivée à l'endroit où se donnait la fête, madame ..... se trouve face à face avec son banqueroutier; outrée de ce qu'on avait gardé si peu de convenances et manqué d'égards en l'invitant à une réunion dont faisait partie ce misérable, elle quitte brusquement la fête, se promettant, à la première occasion, d'en témoigner son mécontentement au propriétaire de la villa. Comme elle s'en revenait gagner sa voiture en station au fond de l'avenue, elle retrouve la vieille mendiante entourée de plusieurs femmes du peuple, et leur distribuant des carrés de papier, sur lesquels son singe inscrivait des numéros. Madame ..... s'informe dans quel but? La vieille lui répond que son singe a la faculté de lire dans l'avenir, et que les numéros qu'il combine doivent nécessairement sortir au premier tirage. Il prend fantaisie à la jeune élégante d'éprouver l'infaillibilité du singe : elle donne une nouvelle aumône à la mendiante et lui demande des numéros. Aussitôt le singe se met à griffonner sur un morceau de papier, la vieille les remet à madame... qui, en place de chiffres, y lit ces lignes :

« Mon art se borne à deviner les extraits et « les ambes seulement, tandis qu'il faut un quine « à madame pour combler la perte qu'elle a faite

« Qu'elle aille donc à l'hôpital des fous ; dans la « loge n° 3 du bâtiment de l'Est, se trouve un « astrologue fameux par son art divinatoire ; « après quelques hésitations et un peu de mau- « vaise humeur, il lui indiquera cinq numéros « qui, jetées dans le système, sortiront infailli- « blement. »

Madame ..... se réveilla toute émerveillée de ce songe ; elle en causa le londemain avec ses intimes, et, malgré le peu de foi qu'on devait y ajouter, il fut décidé qu'on irait à Bicêtre ; ce serait, d'ailleurs, une promenade, une distraction. Plusieurs élégants et élégantes se réunirent à elle, et les équipages galopèrent sur l'hôpital des aliénés. Les directeurs furent très-aimables, et s'empressèrent de faire visiter leur établissement dans ses plus petits détails. Arrivée près de l'endroit indiqué par le singe, madame.. demanda s'il n'y avait point un fou surnommé *l'Astrologue*. On lui répondit affirmativement, et on la conduisit devant la loge du devin célèbre. Après quelques questions minaudières, madame .... lui exposa sa demande en termes clairs et précis.

— Des numéros, répond l'astrologue; savez-vous à quelle heure la lune passe au méridien?

— Non.

— J'en suis fâché pour vous; revenez au moment où Jupiter et Vénus seront en conjonction.

Ces paroles firent sourire nos élégantes.

— Mais nous désirerions le savoir à l'instant même.

— La chose est grave : il faut du recueillement. Tenez, regardez si dans ma physionomie vous ne saisiriez point un rapport, une ressemblance avec quelques-uns des signes du zodiaque.

Et il se mit à faire les plus horribles grimaces qui aient jamais contorsionné face humaine.

Les rirent redoublèrent.

— Ah! vous riez dans une question aussi profondément sérieuse... Eh bien! bonsoir; que les Pléiades vous ceignent le front en guise de couronne, et que l'anneau de Saturne vous serve de bague.

Puis, il leur tourna les talons, et fut tracer des caractères symboliques sur les murs de sa loge.

Madame...... s'était aperçue que l'astrologue prenait du tabac; elle tira de sa poche une charmante petite tabatière, et la lui offrit. Notre homme se radoucit à ce présent; il alla prendre une feuille de papier qu'il coupa en cinq morceaux symétriques, et les présentant à madame..... avec un crayon.

— Vous êtes, à mes yeux, aussi mignonne, aussi gracieusement aimable que la divine Bérénice; il y aurait de la discourtoisie à ne point accorder ce que demande si doucement votre jolie bouche : je vais vous satisfaire. Bérénice avait foulé les fleurs de vingt-et-un printemps; vous en avez, si je ne me trompe, cueilli les plaisirs, et comptez quelques étés en plus ; seriez-vous assez bonne pour me dire votre âge ?

— Vingt-cinq ans.

— Vingt-cinq années d'hommages et d'adoration qu'ont dû vous valoir vos beaux yeux, ajoutées à vingt-et-une, donnent le chiffre 46. C'est l'âge de la sagesse et des études sérieuses; c'est l'âge ou le savant Copernic formula son système à jamais immortel : écrivez 46 sur un des morceaux de papier. La distance de Mercure au soleil est de treize millions de lieues : écrivez 13 sur un autre; d'où il résulte que le soleil, aperçu de Mercure, est trois fois plus grand que nous le voyons de la terre : écrivez 3 sur le troisième carré de papier. Et que sa chaleur y est sept fois plus grande : écrivez 7 sur le quatrième. Enfin cette planète devant être cinq fois plus dense que la nôtre pour ne pas être fondue par l'action solaire, le nombre 5 est le dernier chiffre de votre quine... Etes-vous contente, ma petite dame ?

— Très-contente ; et je ne saurais trop vous remercier des jolies choses que vous venez de nous dire.

— Vous devez être habituée à en recevoir de plus louangeuses encore... Mais vous n'êtes point venue ici pour voyager dans les plaines d'Uranie ; votre but était de me demander des numéros; ce n'est pas tout que de vous les avoir donnés, il faut encore vous assurer de leur sortie. Veuillez me les remettre, je vais vous en fournir la certitude, la preuve infaillible !

Madame....... lui remit les cinq carrés de papier. L'astrologue les rangea à terre dans un ordre bizarre, et demanda de nouveau.

— Vous voulez absolument qu'ils sortent, n'est-ce pas ?

—Oui, répondit la dame attentive à ses moindres gestes.

Alors il prit sa baguette, décrivit trois cercles magiques en l'air, prononça des paroles mystérieuses, fit plusieurs évolutions cabalistiques autour des numéros, et, ayant roulé en boulettes les carrés de papier, il les avala les uns après les autres; après cette opération, accompagnée de force grimaces, il s'approcha de notre jeune élégante et lui dit d'un ton confidentiel :

— Madame, repassez demain, vos numéros seront sortis du système.

Un bruyant éclat de rire accueillit ces paroles, et l'espiéglerie du fou égaya, pendant quelques jours, les cercles de la capitale.

Un berger voit, en songe, son meilleur chien dévoré par les loups; il se réveille aussitôt, court à l'endroit où était parqué son troupeau, et ne trouve plus que les restes sanglants du fidèle animal.

Depuis plusieurs jours, un braconnier rentrait au logis triste, fatigué et le sac vide, sans avoir brûlé une amorce. Il rêve qu'étant allé chasser à tel endroit des environs de son village, ses désirs avaient été surpassés. Le lendemain, au petit jour, il s'y rend et revient le soir chargé de gibier.

La veille d'une bataille, un soldat rêve qu'il tombe frappé mortellement au premier coup de feu : il en prévient ses camarades et leur distribue le peu d'argent qu'il possède. Malheureusement pour lui le songe se réalisa.

Une vieille femme, qui habitait seule une maison située à l'extrémité de la ville, rêve que des voleurs sont entrés dans sa chambre, et la dévalisent complétement (c'était l'exacte vérité). Elle se réveille en criant au secours; les voleurs effrayés s'enfuient et n'emportent que la moitié de leur butin.

Un pauvre artiste rêvait que des créanciers impitoyables et le propriétaire de la mansarde qu'il habitait, avaient obtenu la saisie de son mince mobilier. Il fut tout à coup réveillé par des coups redoublés qui pleuvaient sur sa porte.

C'étaient les menus justiciers venant exécuter la loi.

Un autre artiste, tout aussi pauvre, fait un rêve plus heureux. Il hérite d'un vieil oncle dont il avait autrefois espéré. Ah! s'écria-t-il en se réveillant, si les songes se réalisaient.... A peine achevait-il son exclamation qu'une lettre arrive, l'invitant à passer chez le banquier *** pour y toucher une somme de cent mille francs, capital de la fortune du vieil oncle qui l'a institué son unique légataire.

Dans cette série d'exemples, l'action cérébrale est, sans contredit, la source des songes et leur réalisation n'est point due au hasard, ainsi qu'on le pense généralement; toutes les lois qui régissent la matière vivante et ses rapports avec la matière inerte, étant loin d'être connues, le mot hasard est toujours jeté comme un aveu d'ignorance des phénomènes qui nous entourent.

Si le lecteur a bien saisi tout ce qui a été dit jusqu'ici, il trouvera la cause prochaine des songes dans l'association des idées, dans leur succession, plus ou moins rapide, due au degré d'excitation des organes cérébraux en éveil; il remarquera, en outre, que cette excitation peut être provoquée de deux manières, soit par des agents physiques tel qu'un travail morbide à l'intérieur d'un membre, d'un viscère; un état de gêne, une fausse position; le froid, le chaud, un air vicié...., etc.; soit par de vives impressions morales qui ont ébranlé le système nerveux et dont le cerveau a conservé le reten tissement pendant le sommeil. Après cela, il est des rêves tellement baroques et biscornus, tellement éloignés de la vérité des faits, et de tout ce qui peut nous être arrivé ou nous arriver, que l'esprit le plus perspicace, le plus subtil, ferait de vains efforts pour en dé couvrir la causalité. Cependant, si l'on réfléchit aux prodigieuses facultés de la pensée qui, plus prompte que l'éclair, franchit l'immensité des temps et de l'espace, s'élève au delà des limites célestes et plonge dans les abîmes de l'éternité ; si l'on admet que l'imagination peut enfanter les êtres les plus chimériques, les combinaisons les plus bizarres, qu'elle peut créer les formes les plus capricieuses, les plus fantasques, on concevra la possibilité, non pas d'expliquer entièrement les phénomènes oniriques, mais de découvrir par quels points ils se touchent, par quels anneaux ils s'enchaînent.

Deux autres rêves se présentent encore, le somnambulique et le magnétique.

Le rêve somnambulique reconnaît pour cause une vésanie périodique du cerveau. Dans cet état le sommeil est beaucoup plus profond que dans l'état normal; il faut même un bruit assez fort, une secousse pour l'interrompre. Les songes alors ne laissent aucune trace dans la mémoire; ils dépendent quelquefois d'une impression locale; d'autres fois d'une excitation éventuelle, spontanée de l'organe encéphalique. Il y a augmentation et concentration d'activité dans cette région; aptitude, adresse singulière du somnambule à exécuter tous les mouvements exigés, par la série d'idées qui se développent pendant le rêve. Les volitions qui émanent directement de la mémoire ou de l'imagination, ne sont pas toujours en rapport avec les objets extérieurs, mais le plus souvent avec ceux que l'intuition représente, et si leur coïncidence a lieu, on peut la regarder comme fortuite. La volonté d'action s'exerce régulièrement dans un grand nombre d'actes; dans les cas où l'exercice de cette faculté n'est point en rapport avec les objets, le jugement ne les rectifie presque jamais.

En général, les somnambules perçoivent avec clarté, agissent avec précision et une surprenante agilité. Les hommes d'imagination composent, les musiciens vont à leurs instruments et exécutent des morceaux qu'ils n'ont jamais vus ni entendus, les ouvriers, les valets remplissent leur tâche et entreprennent leurs travaux avec une adresse qu'ils n'auraient point pendant la veille. Une circonstance remarquable, c'est qu'ils ne conservent pas le moindre souvenir de leurs actions; ce qui fait que le caractère le plus tranché du somnambulisme est de ne rien se rappeler au moment du réveil.

On connaît différents degrés de cette singulière affection, depuis les somnambules qui agissent, marchent travaillent (*somnambulisme complet*), jusqu'à ceux qui parlent, chantent, gesticulent sans mettre en mouvement l'appareil locomoteur (*somniloquie*).

La jeunesse est plus disposée au somnambulisme que les autres âges de la vie. On l'observe plus fréquemment chez les jeunes filles délicates, hystériques et cataleptiques. Les personnes qui abusent de l'étude et fatiguent leurs facultés intellectuelles par un exercice immodéré, y sont aussi sujettes ; il en est de même de celles qui, douées d'une constitution éminemment nerveuse, se livrent à des travaux, à des contemplations ascétiques et qui, par l'isolement et la méditation , augmentent l'activité cérébrale aux dépens des sensations externes.

Le somnambule agit les yeux fermés, quelquefois ouverts, mais alors la vision n'opère point, le cerveau supplée à cette fonction; le sujet voit intérieurement les objets qu'il cherche; ses organes du tact développés à l'excès, éprouvent, à distance, l'action des corps et lui font éviter les dangers qui le menacent. Une foule d'histoires, avec les circonstances merveilleuses qui y sont attachées, courent par le monde au sujet des somnambules. Je ne citerai que trois exemples ; l'un dont je fus témoin, l'autre que je tiens d'une personne sérieuse et digne de foi, et le troisième qui est consigné dans les écrits d'un célèbre professeur de l'université de Pavie.

Par une belle nuit d'été j'aperçus, aux clartés de la lune, marcher sur les plombs d'une maison très-élevée, une forme humaine ; je la vis ramper, s'allonger, puis se cramponner aux angles aigus de la toiture et s'asseoir au sommet du pignon. Pour mieux observer cette étrange apparition, je m'armai d'une lunette et distinguai très-nettement une jeune femme tenant son nourrisson entre ses bras, fortement serré contre la poitrine. Elle resta près d'une demi-heure dans cette dangereuse position ; ensuite elle descendit avec une agilité surprenante et disparut. Le lendemain à la même heure, même ascension, même attitude, même adresse à parcourir les plombs de la toiture. Dans la matinée, j'allai rendre compte au propriétaire de la maison de ce que j'avais vu. Il m'écouta effrayé, et m'apprit que sa fille était somnambule, mais qu'il ignorait complétement ses promenades nocturnes; je l'engageai à prendre les plus minutieuses précautions afin de prévenir un accident terrible. La nuit vint, et j'aperçus encore la jeune femme exécuter les manœuvres des jours précédents;

de nouveau, je courus en avertir le père : je le trouvai triste et pensif. Il m'apprit qu'après le coucher de sa fille, il avait lui-même fermé à double tour la porte de son appartement, et avait eu, en outre, la précaution de placer un cadenas en dehors. Hélas! disait-il, la pauvre enfant, ne trouvant d'autre issue, a ouvert la croisée, et, comme de coutume, s'est dirigée sur l'arête du toit. A son retour, après un quart d'heure, elle a donné du poing dans un battant de la croisée que le vent avait fermée, s'est fait une légère blessure et s'est réveillée aussitôt en poussant un cri aigu. Par un bonheur inouï, l'enfant, échappé à ses mains, est tombé sur le fauteuil qu'elle avait eu soin de placer au bas de la croisée, pour lui servir de gradin...

En ce moment, la somnambule entra : c'était une femme délicate et souffreteuse ; son intéressante physionomie portait l'empreinte de la tristesse et dénotait une idiosyncrasie hystérique. L'incarcération de son époux, condamné politique, l'affectait vivement et contribuait à son exaltation morale. Lorsque je lui parlai de ses promenades périlleuses, elle se mit à sourire languissamment et n'y voulut point croire. Enfin, en l'interrogeant sur la nature de ses rêves' elle crut se rappeler qu'elle avait depuis plusieurs jours un sommeil lourd, pénible ; tantôt, rêvant que des gendarmes, des sergen ts-de-ville et toute la horde des policiers envahissait son domicile, pour s'emparer du républicain ; tantôt c'était à elle et à son enfant qu'on en voulait. Une grande lassitude suivait son réveil : elle se trouvait fatiguée, triste, abattue, souffrait de la tête, et en attribuait la cause à la douloureuse séparation qui la privait de son époux.

En réfléchissant aux conditions physiques et morales de cette femme, on découvre qu'elle était prédisposée au somnambulisme par son organisation et qu'une pensée l'accompagnait sans cesse : l'incarcération de son époux. De cette idée, durant le sommeil, en naissaient plusieurs autres par association ; l'organe encéphalique, fortement stimulé, mettait en jeu l'appareil locomoteur et la dirigeait sur le toit de la maison. Le motif de cette périlleuse ascension était le danger dont elle se croyait menacée, elle et son enfant.

La seconde observation de somnambulisme complet est fournie par la fille, âgée de dix-huit ans, d'un maître d'hôtellerie de province. Cette jeune personne se levait pendant son premier sommeil, et allait se coucher dans le pavillon isolé d'un jardin. Une de ces vieilles femmes, réputées sorcières, lui avait prédit que, dans cet appartement, un bel étranger la visiterait un jour et s'unirait à elle. Cette idée se grava si profondément dans l'esprit de la jeune personne, que tous ses rêves lui représentèrent, sous les formes les plus ravissantes, celui qu'elle désirait tant aimer ; enfin, l'excitation cérébrale arriva à un tel point que le somnambulisme s'en suivit. Chaque nuit elle allait au rendez-vous indiqué par la sorcière : plusieurs gens de l'hôtel l'entrevirent dans l'ombre, et leur ignorance donna lieu à des contes de revenants ; quelques voyageurs timides avaient aussi accrédité ce bruit, et le pavillon resta désormais abandonné.

Un maréchal-des-logis de dragons, se présentant un soir pour gîter, voulut, malgré l'horrible portrait qu'on lui fit du fantôme, coucher dans le pavillon si redouté. En effet, vers le milieu de la nuit, le revenant poussa la porte que le militaire avait laissée entr'ouverte à dessein, vint droit à son lit, en écarta les rideaux et prit place à ses côtés. (Tout cela se passait dans la plus profonde obscurité.) Le sous-officier voulut adresser la parole à ce nouveau camarade ; on ne lui répondit pas. Alors il l'explora de ses mains pour savoir s'il était d'une nature si hideuse, si effrayante ! avec une poitrine, des bras et des jambes de squelette, ainsi qu'on le racontait ; avec une bouche large comme un four et des dents à broyer des rochers. Quel fut son étonnement lorsque ses doigts glissèrent sur un derme satiné, sur des contours fermes, arrondis et des formes à exciter les désirs! Après quelques caresses, il étreignit amoureusement le fantôme qui ne donna aucun signe de résistance ni de plaisir; ensuite, détachant un anneau qu'il lui trouva au doigt, il le passa à l'un des siens. Au bout d'une heure, le revenant se leva lentement, referma les rideaux et disparut. Le lendemain, forcé de partir avec son régiment qui voyageait par étapes, le sous officier quitta le pavillon et se mit en route sans avoir pu parler à personne de l'hôtel.

La jeune fille ignorait complétement ce que cette nuit devait lui coûter de douleurs. Le matin, étonnée de ne plus retrouver sa bague au doigt, elle fit de longues et inutiles recherches.

Mais la fécondation avait eu lieu sans la moindre participation de la volonté, sans la moindre perception de plaisir ou de douleur. A trois mois de là, sa ceinture grossit à donner des inquiétudes. Un médecin fut appelé, prescrivit quelques remèdes, et un mois plus tard, déclara aux parents que leur demoiselle était enceinte. Le père engagea sa fille à lui avouer sa faute, à lui faire connaître celui qu'elle aimait, promettant de les unir; il employa les prières, les menaces; puis ne pouvant rien obtenir, s'emporta, tempêta, devint furieux. Hélas! la pauvre innocente n'avait que des pleurs à opposer à ces éclats de colère. Le père la renvoya à la campagne et ne voulut plus entendre parler d'elle.

Dix-huit mois après, le maréchal des logis devenu officier, ayant eu occasion de repasser par la même ville, voulut aller loger à l'hôtel du *revenant* (c'est ainsi qu'il l'avait surnommé). Pendant qu'il soupait, un domestique reconnut à son doigt l'anneau de la pauvre fille exilée, et alla aussitôt en prévenir son maître. Alors celui-ci, prenant l'officier en particulier, lui demanda, après quelques honnêtes préambules, d'où il tenait cette bague?

— Du revenant qui faisait trembler votre maison, répondit-il en riant, qui vous glaçait tous de terreur et d'effroi; depuis je l'ai toujours portée en mémoire de la plus délicieuse nuit que j'aie passée de ma vie, et je venais, ce soir, pour la lui rendre, s'il lui prenait fantaisie de me la réclamer. Il raconta ensuite à l'hôtelier toutes les circonstances de cette nuit mystérieuse.

Le père, en fronçant le sourcil, lui dit : — Monsieur, cette bague est celle de ma fille, que j'ai chassée de la maison, parce qu'avec cette bague elle avait perdu ce que vous lui aviez ravi; vous seul, Monsieur, pouvez consoler la famille, rendre l'honneur à la mère, et donner un nom à votre enfant.

L'officier écouta, plein d'étonnement, le récit des tristes événements arrivés depuis cette nuit si délicieuse pour lui et si fatale à quelques autres. Comme il avait un cœur honnête, et que d'ailleurs la demoiselle était riche, il calma la douleur du père, lui demanda quinze jours de réflexion, au bout desquels le mariage eut lieu.

Le professeur *Soave*, enseignant la philosophie et l'histoire naturelle à l'Université de Pavie, donne, comme très-remarquable, l'exemple suivant de somnambulisme :

Un pharmacien de Pavie, savant chimiste, à qui l'on doit d'importantes découvertes, se levait toutes les nuits pendant son sommeil, et se rendait dans son laboratoire pour y reprendre ses travaux restés inachevés. Il allumait les fourneaux, plaçait les alambics, cornues, matras, etc., et poursuivait ses expériences avec une prudence, une agilité qu'il n'aurait peut-être pas eu étant éveillé. Il maniait les substances les plus dangereuses, les poisons les plus violents, sans qu'il lui arrivât jamais le moindre accident. Lorsque le temps lui avait manqué pour préparer, pendant le jour, les ordonnances que lui adressaient les médecins, il allait les prendre dans le tiroir où elles étaient renfermées, les ouvrait, les plaçait les unes à côté des autres sur une table, et procédait à leur préparation avec tout le soin, toutes les précautions désirables. C'était vraiment extraordinaire que de lui voir prendre le trébuchet, choisir les grammes, décigrammes et centigrammes, peser avec une précision pharmaceutique les doses les plus minimes des substances dont les ordonnances étaient composées, les triturer, les mélanger, y goûter; puis les mettre dans des fioles ou en paquet, selon la nature du remède, coller l'étiquette; enfin, les ranger en ordre sur un rayon de sa pharmacie, prêtes à être livrées lorsqu'on viendrait les demander. Ses travaux terminés, il éteignait les fourneaux, remettait en place les objets dérangés et regagnait son lit, où il demeurait tranquille jusqu'au moment du réveil.

Le célèbre professeur Soave fait remarquer que le somnambule avait constamment les yeux fermés ; il avoue que si la mémoire des lieux et l'idée fixe d'achever ses travaux pouvaient suffire à le diriger dans son laboratoire, la lecture et la préparation des ordonnances, dont il ignorait le contenu, reste inexplicable.

Cet exemple semblerait prouver que l'œil n'est point strictement le seul organe par lequel s'opère la vision, c'est-à-dire qui puisse transmettre au cerveau la perception des objets. En effet, si l'organe de la vision ne fonctionne point pendant le somnambulisme, quel autre organe doit fonctionner à sa place ? Le somnambule voit-il par le front, les tempes, l'extrémité du nez, ou par l'épigastre, le bout des doigts..... ainsi que plusieurs observateurs l'ont avancé ? Ce qu'il y a de démontré, ce que personne ne nie, c'est que le somnambule voit les objets très-distinctement, mieux peut-être qu'étant éveillé ; qu'il se dirige avec une adresse, une prudence qui n'est en rien comparable à celle de l'aveugle. Alors il est nécessaire que la perception des objets lui arrive au cerveau par un moyen quelconque.

L'hypothèse de la vision par la face, l'épigastre, ou tout autre partie du corps, n'est point aussi dépourvue de fondement qu'on paraît généralement le croire, si l'on admet que cette fonction peut s'opérer par les ramifications du nerf optique. Ces ramifications sont nombreuses, inextricables; l'anatomie et la physiologie, qui sont encore loin d'avoir atteint la rigoureuse exactitude mathématique, ont bien pu laisser échapper certaines anastomoses dont les dernières extrémités se perdent en pulpe imperceptible. — D'après cette hypothèse, le stimulus extérieur agirait sur ces anastomoses inconnues, et la vibration qu'elles communiqueraient au cerveau suffirait pour produire la perception. — Il ne faut donc point nier, plus sage est de douter, en attendant de nouvelles démonstrations.

Ces considérations, si elles sont admises, serviront, plus tard, à expliquer les étonnants phénomènes qu'offre le somnambulisme magnétique, relatifs à la vision.

Le rêve somnambulo-magnétique nous conduit naturellement à la question du magnétisme, tant de fois attaqué et défendu par les deux partis opposés, et qui commençait à s'oublier lorsque de nouveaux miracles sont venus le relever encore.

MAGNÉTISME.

Le magnétisme, du grec μαγνής, *aimant*, signifie attraction sympathique entre deux corps : lorsque cette puissance s'exerce sur les corps bruts le magnétisme est dit *minéral* ou *terrestre*, quand c'est sur l'homme qu'elle agit, elle se qualifie magnétisme *animal* ou *mesmerisme*, du nom de Mesmer, qui en rendit la découverte célèbre par les prestiges et les jongleries dont il s'entoura; car le magnétisme de notre époque n'est qu'une faible recrudescence, une pâle copie de celui du siècle passé.

L'existence du magnétisme minéral traduite par ses effets sur les métaux est incontestable; celle du magnétisme animal, au contraire, n'est point généralement admise, comme fluide impondérable; plus les contestations, à ce sujet, ont été violentes et multipliées, plus le nombre des incrédules s'est élargi. Cependant, disent les magnétiseurs convaincus, on ne peut nier les phénomènes dont s'entoure le magnétisme animal et les effets qu'il produit; donc cette puissance, ce fluide existe : les faits le prouvent.

Les antagonistes répondent : Ces phénomènes ne dépendent ni d'un fluide; ni d'un agent répandu dans la nature; nous admettons l'existence du magnétisme comme moyen seulement, comme influence morale; car la raison du phénomène magnétique se trouve dans l'imagination exaltée et dans la concentration des mouvements innervateurs sur le foyer ganglionaire. On sait qu'une imagination arrivée au dernier degré d'exaltation, s'écarte des routes frayées et ne se nourrit que de surnaturalités ; dès lors, il devient facile d'abuser des personnes qui se trouvent dans cette condition et de s'en faire de chauds partisans. L'histoire des siècles passés nous fournit les pythonisses, les bacchantes aux sanglantes fureurs ; et à une époque plus près de nous, les visionnaires du caveau Saint-Patrice, les illuminés, les convulsionnaires de Saint-Médard, etc... Tous exemples qui, se rapportant au magnétisme de l'exemple, donnent le point culminant des imaginations exaltées.

La crainte livre l'être faible au pouvoir de celui qui sait la lui inspirer : à ce point de vue, l'influence du geste, du regard, de la voix, de la volonté et de l'exemple est incontestable. L'homme timide reste immobile et comme enchaîné sous la puissance du regard fascinateur de l'homme fort de volonté. Partant de cette vérité, les apôtres du magnétisme scindent l'humanité en deux grandes catégories : les magnétiseurs et les magnétisés ; ce qui, en d'autres termes, signifie les forts et les faibles.

Le magnétiseur doit posséder une volonté ferme, une supériorité morale positive ; sa physionomie doit refléter l'inspiration ; à l'influence fascinante du regard, il doit joindre celle du geste et s'environner de tous les prestiges qui électrisent les sens, subjuguent l'esprit et font taire la raison. S'il arrive que l'influence magnétique ne se fasse point sentir chez certains sujets, c'est qu'alors il existe une sorte de répulsion réciproque entre le magnétiseur et le magnétisé ; ou bien, que le magnétiseur manque de cette attention soutenue, de cette volonté énergique qui monte le système nerveux au degré de tension suffisante, pour qu'il y ait émission du fluide magnétique.

Le magnétisé, au contraire, doit être d'une constitution faible, délicate, hystérique, ami du merveilleux et crédule; il doit avoir un système nerveux facile à ébranler, et surtout une propension au somnambulisme; d'où il suit que les forts magnétisent les faibles et ne peuvent être magnétisés par ces derniers. Aussi, les magnétiseurs sagaces ne pratiquent point sur toutes les personnes indistinctement; il leur faut des sujets choisis, réunissant les conditions que nous venons d'indiquer. Bons physionomistes, en général, un coup d'œil leur suffit pour reconnaître si telle ou telle constitution est apte à recevoir l'influence magnétique : alors seulement ils opèrent; car, pour assurer, pour revivifier l'existence de leur agent mystérieux, il leur faut toujours des succès, le moindre revers lui deviendrait funeste.

Le sommeil somnambulo-magnétique ressemble en bien des points au somnambulisme naturel; il n'en diffère que parce qu'il se développe sous l'influence de la volonté d'autrui. En admettant l'existence d'un fluide magnétique qui pénètre les organes de la personne soumise à son action et la force au sommeil, on aplanirait bien des difficultés, on expliquerait bien des phénomènes. Dans cet état, les fonctions du cerveau atteindraient au prodige, les perceptions seraient extraordinaires, et les intuitions surnaturelles. Au réveil on éprouve une fatigue plus ou moins grande, et la mémoire ne peut fournir la moindre notion de ce qui s'est passé pendant le sommeil. Dans une suite d'articles spécialement consacrés à chaque genre de magnétisme, nous tâcherons de prouver que cette influence ne s'exerce pas seulement par le contact, les attouchements, les passes..., mais que le regard, la voix, la volonté, l'exemple ont aussi leur pouvoir émissif. On verra que l'agent magnétique ne se borne pas strictement à provoquer le somnambulisme, et que l'homme peut être magnétisé durant la veille; c'est cet état magnétique de l'organisation que l'on a essayé de rendre jusqu'ici, par les mots : *charmé*, *enchaîné*, *fasciné*, *électrisé*.....

Magnétisme par contact, gestes... de près ou à distance.

C'est le magnétisme le plus généralement employé dans les séances publiques, et sur lequel bon nombre de charlatans, qui ne travaillent que pour l'argent et non pour la science, ont jeté le discrédit. Quant aux moyens et pratiques à mettre en usage pour provoquer le sommeil magnétique, nous renvoyons au *Manuel du magnétiseur*.

Au moment où nous écrivons, deux *sujets magnétiques*, en renom dans la capitale, donnent des séances auxquelles s'empressent d'assister une foule de curieux de la classe élevée. Les réponses qu'ils font aux consultants sont vraiment de nature à inspirer l'étonnement et l'admiration. Voici ce que rapporte une noble dame incrédule aux prodiges du magnétisme, et qui s'en était moquée jusqu'alors.

« Je revenais de mes terres avec ma fille, pour passer la saison d'hiver à Paris. Le soir même de mon arrivée, une de mes amies me pria si instamment de l'accompagner chez M. le baron de ....., que je la suivis. Les salons du baron annonçaient une soirée des plus brillantes. Après la musique, les chants et les causeries à la mode, on annonça une séance magnétique. Une jeune fille, à figure blême, conduite par son magnétiseur, vint s'asseoir dans l'appartement où nous étions. Toute la société se groupa autour de la somnambule, qui s'endormit en moins de deux minutes sous l'influence de quelques gestes. — Plusieurs personnes lui adressèrent des questions; elle y répondit avec précision et sagacité. Il me prit envie de la questionner à mon tour : je m'approchai d'elle, et lui présentant une bague en cheveux, je lui demandai :

— Pourriez-vous me dire à qui appartiennent ces cheveux ?

— Ils ont appartenu à M. le comte, votre époux.

— Pourquoi dites-vous ils ont appartenu?

— Parce que M. le comte est mort depuis cinq ans.

— Savez-vous de quelle maladie?

— A la suite d'une hernie étranglée.

Je restai stupéfaite à cette réponse; c'était bien la maladie qui m'avait enlevé l'homme que j'aimais.

Je fis approcher ma fille qui portait un bracelet également en cheveux.

— Pourriez-vous nous dire encore le nom de la demoiselle dont les cheveux ont servi à tresser ce bracelet?

— Ces cheveux ne sont point ceux d'une femme, ce sont les cheveux d'un jeune homme.

— Son nom?

— Permettez-moi de garder le silence ; car ce nom vous est si cher qne vos larmes coulent chaque fois que vous l'entendez prononcer.

— Vous pouvez le prononcer puisque j'insiste.

— Ces cheveux ont appartenu à votre fils bien-aimé.

— Où est-il en ce moment?

— Au ciel, sans doute.

— Je ne comprends pas; expliquez-vous plus catégoriquement?

— Votre fils infortuné.... mort depuis un an et trois jours.

— Et de quelle mort?

— Tué en duel par un misérable coureur de salles d'armes, sûr de son coup, et contre lequel les lois auraient dû sévir de toute leur rigueur.

La comtesse essuya ses yeux remplis de larmes, et se retournant vers les personnes qui l'entouraient :

— Ce que je viens d'entendre est extraordinaire et me semble presque impossible. Tout ce que la somnambule m'a répondu est d'une précision remarquable, d'une surprenante exactitude ; il n'y a pas un iota à retrancher ou à ajouter. J'en suis toute saisie.... Moi qui n'avais jamais ajouté foi aux miracles du magnétisme, je suis forcée d'avouer qu'il y a quelque chose de surnaturel dans ce sommeil.

Une grande partie de la société, à l'exemple de la comtesse, resta plongée dans l'étonnement.

Que penser de ce fait? La magnétisée connaissait-elle déjà la famille de la comtesse et les malheurs qui l'avaient frappée ; ou bien cette amie qui l'avait conduite à la soirée se trouvait-elle commère du magnétiseur ? C'est ce que nous ignorons. Cependant plusieurs personnes présentes à cette séance, assurent que l'amie de la comtesse ne l'avait pas quittée un instant, et que, par conséquent, elle ne pouvait avoir communiqué avec le magnétiseur.

Nous donnerons la relation détaillée d'une autre séance magnétique encore plus miraculeuse.

Mademoiselle Fulvia, jeune personne délicate et nerveuse au suprême degré, avait été habituée par son frère, étudiant en médecine, à s'endormir sous l'influence magnétique. Cette disposition devint telle, par la suite, que le regard et la volonté de son frère suffisaient pour provoquer, à une assez grande distance, le sommeil le plus profond. Le bruit s'en répandit bientôt; et les amateurs du magnétisme accoururent de toutes parts pour visiter un *sujet* si intéressant. Mademoiselle Fulvia, entourée de curieux et d'enthousiates, fut, plus que jamais, soumise aux expériences de cette nature. A peine était-elle devenue la proie du fluide invisible, que, semblable à une pythonisse, ses traits se contractaient, se crispaient; son visage tantôt exprimait la douleur, l'effroi, et tantôt une joie tranquille, un ineffable bonheur. La lucidité de son esprit, la justesse de ses réponses étonnaient tout le monde. Bien des malades abandonnés lui durent leur guérison; bien des procès, des affaires inextricables furent débrouillés par elle. Douée, dans l'état magnétique, d'une prodigieuse sagacité, d'une intelligence surhumaine, elle trouvait le nœud de toutes les difficultés, devinait les énigmes, résolvait les problèmes, enfin, elle opérait des miracles. Sybille accomplie, elle eût, chez les païens, rendu des oracles; son art divinatoire eût, dans l'ancienne Judée, fait pâlir le savoir des prophètes; et peut-être, à une autre époque, les tolérants, les bons théologiens, la jugeant possédée de l'esprit satanique, l'eussent condamnée à être brûlée vive. De nos jours, les uns se contentèrent d'admirer son talent, les autres d'en rire, le plus petit nombre le prit au sérieux.

Je transcris la relation de la dernière séance que donna cette jeune demoiselle, et qui m'a été communiquée par un témoin oculaire :

Cette séance fut longue, et la réunion nombreuse ; il y avait de fermes croyants aux miracles du magnétisme et des incrédules ; on y voyait aussi des personnes sans opinion formée, que la curiosité y avait conduites : tout le monde attendait avec impatience. Mademoiselle Fulvia se trouvait dans l'appartement voisin avec son magnétiseur ; car le silence et l'isolement étaient nécessaires à la production du sommeil magnétique. Lorsque celui-ci eut exercé sur elle sa magique influence, il vint nous prévenir que nous pouvions entrer.

Mademoiselle Fulvia était assise sur un fauteuil, les yeux fermés, la physionomie calme, et dans l'attitude d'une personne qui goûte un doux repos.

Voici les questions que le magnétiseur lui adressa, et les réponses qu'elles obtinrent :

— Dormez-vous ?

— Oui.

— Depuis combien de temps ?

— Depuis quelques minutes seulement.

— Voulez-vous qu'on vous interroge?

— Si vous le jugez convenable.

— Répondrez-vous ?

— Oui.

— Savez-vous l'heure qu'il est ?

— Je l'ignore.

— Si l'on vous présentait une montre, pourriez-vous le dire ?

— Je le pense.

(*Il prend la montre d'un spectateur, et en récule l'aiguille*).

— Voici une montre.

— Cette montre ne va pas.

— Comment le savez-vous?

Elle garda le silence.

(*En lui présentant une autre montre.*)

— Et cette autre montre, quelle heure marque-t-elle ?

Deux heures cinq minutes. (*C'était l'heure précise à la montre.*)

— Va-t-elle bien ?

— Je crois qu'elle retarde de trois minutes.

— Comment le savez-vous ?

Elle ne répondit pas.

(*D'après plusieurs autres montres réglées le jour même, le retard était exactement de trois minutes.*)

— Pourriez-vous lire dans ce livre ?

— Oui, si vous le désirez.

(*En lui présentant, à la région épigastrique, le livre à l'envers.*)

— Lisez.

— Je ne vois que la basane.

— Et maintenant, pouvez-vous lire ?

— Pas davantage, vous le placez en sens inverse.

— C'est juste, je n'y avais pas pris garde ; le voici dans son vrai sens.

Mademoiselle Fulvia se mit à lire la page qu'on lui indiquait, sans omettre une syllabe. On tourna plusieurs feuillets, elle lut également les lignes qu'on lui désignait, soit au commencement d'un paragraphe, soit au milieu, soit à la fin, sans jamais se tromper.

Alors, le magnétiseur s'adressant aux personnes présentes :

— Messieurs, vous pourriez peut-être croire que mademoiselle se sert des yeux dans cette circonstance; eh bien! afin de vous convaincre du contraire et de vous prouver que les yeux sont inertes, que la vision s'opère par la région épigastrique, je vais lui mettre un bandeau, fixé de façon à intercepter tout rayon de lumière.

(*Après lui avoir appliqué le bandeau.*)

— Suis-je seul près de vous?

— Non ; je vois plusieurs personnes.

— Pourriez-vous les compter?

— Oui; une, deux, dix, vingt.... Oh ! réveillez-moi, je vous en prie; je suis honteuse devant tant de monde.

— Ne vous effrayez point, toutes ces personnes sont vos amies, et plusieurs sont venues pour vous demander des conseils; voulez-vous les leur donner?

— Je le veux bien, si je puis.

— Monsieur, que je vous présente, est malade depuis fort longtemps; l'art médical a été jusqu'ici impuissant contre ses souffrances, sauriez-vous lui trouver un remède?

— Mettez-le en communication avec moi.

(*Le monsieur s'avance et pose sa main sur le front de la magnétisée.*)

— Parlez, nous vous écoutons.

— Monsieur souffre depuis dix ans de douleurs rhumatismales contre lesquelles ont échoué tous les moyens employés. Cette maladie est l'écueil des médecins et même des eaux thermales; a science des premiers, la vertu des secondes soulagent, mais ne guérissent point radicalement.

— Que faut-il faire?

— Il ne reste plus qu'un moyen.

— Faites-nous-le connaître?

— Employer le magnétisme, et s'il ne réussit point, avoir recours à l'électricité.

— Voici une autre personne qui vient vous consulter, voulez-vous lui répondre?

— Que demande-t-elle?

— C'est pour un procès dont l'issue peut lui devenir funeste; elle est menacée d'être dépouillée de la meilleure partie de ses biens par d'avides collatéraux.

— Montrez-moi les pièces du procès. (*On lui approche les papiers de l'estomac.*)

— Ce procès pèche par un défaut de formes; une omission grave existe à la 7e ligne de la 2e page : il peut être cassé. En outre, il y a erreur de date, et la topographie des immeubles est inexacte. Ce procès sera perdu par la partie adverse, si l'avocat de Monsieur fait ressortir les vices que je signale.

Un murmure d'étonnement s'éleva dans l'assemblée. Le Monsieur au procès vérifia la justesse de ces observations et, plein de joie, sortit de la salle en criant au miracle.

— Une autre personne désirerait vous consulter ?

— Je suis déjà bien fatiguée.

— Reposez-vous; nous attendrons.

(*Après quelques instants de silence*) :

— Êtes-vous assez reposée ?

— J'éprouve moins de lassitude.

— Puis-je vous questionner de nouveau?

— C'est comme vous voudrez.

— La personne que je vous présente vient vous consulter pour un de ses parents, atteint d'une maladie morale cent fois pire que les douleurs physiques : son gendre est infecté du poison de la jalousie ; il ne mange plus, ne dort plus, néglige ses affaires; le soupçon qui s'est glissé dans son cœur le mine et le ronge ; il est devenu insupportable aux autres et à lui-même ; ne pourriez-vous pas lui indiquer un remède ?

— Le remède est tout simple : c'est de quitter la femme qui lui cause tant de tortures.

— Mais il l'aime toujours, et désirerait savoir si elle est encore digne de son amour.

— C'est un secret que je ne puis dévoiler ; je suis femme, je puis blâmer la conduite des personnes de mon sexe ; mais me porter contre elles comme accusatrice, jamais !

— Cependant, que lui conseillez-vous de faire ?

— De se séparer.

— Pourquoi ce remède extrême ?

— Pour qu'une femme soit coupable, il faut qu'elle n'aime plus son époux, ou du moins qu'elle lui préfère l'homme à qui elle se livre : si, au contraire, elle est innocente, elle doit prendre son époux en haine et le mépriser ; car le soupçon d'immoralité est la plus sanglante injure qu'on puisse lancer au visage d'une femme chaste et vertueuse; dans un cas comme dans l'autre, une séparation devient nécessaire.

— Est-ce là tout ce que vous avez à dire?

— Ne me parlez plus de cela; ces sortes d'affaires sont ordinairement sottes ou misérables... Réveillez-moi, j'éprouve du malaise.

— Vous n'avez plus rien à ajouter?

— L'homme est naturellement despote et brutal; la femme faible et volage.... Réveillez-moi, je vous en prie, ma tête est brûlante. Effectivement, une sueur abondante ruisselait du front de la magnétisée, et ses traits contractés, distendus alternativement, accusaient une fatigue douloureuse. Le magnétiseur s'apprêtait à chasser le sommeil de son élève, lorsqu'une jeune dame s'avança précipitamment :

— Oh! je vous en supplie, monsieur, ayez la bonté d'adresser une dernière question à la dormeuse; peut-être sa réponse me tirera-t-elle de la cruelle incertitude où je languis depuis quelques mois. J'ai un frère militaire en Afrique; régulièrement il me donnait de ses nouvelles, et tout à coup il a cessé de m'écrire. Les journaux ont parlé de massacre.... Je tremble... Interrogez mademoiselle, je vous en supplie?

— Le magnétiseur fit observer à la jeune dame que son élève était épuisée et qu'il n'osait prolonger la séance; mais la dame fut si pressante, elle le pria avec tant d'énergie, qu'il céda à ses instances. Alors s'adressant à la dormeuse :

— Pourriez-vous nous accorder une dernière réponse?

— Je ne puis.

— Vous le voyez, dit-il à la dame, il y aurait du danger à laisser plus longtemps mon élève dans ce sommeil pénible; demain nous reprendrons la séance.

— Oh! mademoiselle, s'écria la jeune dame, en lui touchant la main, mademoiselle, au nom du ciel, je vous en conjure! apprenez-moi si j'ai à me réjouir ou à pleurer : un mot sur mon frère ?

— Quelle est cette voix ?... Qui me parle, dit la magnétisée, en se renversant sur le dossier de son fauteuil ?

— C'est une sœur qui désire avoir des nouvelles de son frère, en ce moment sur la terre d'Afrique, répondit le magnétiseur ?

— Oui, de mon frère, de mon frère bien-aimé, répéta la jeune dame avec anxiété ?....

— Mlle Fulvia suait à grosses gouttes ; sa physionomie s'assombrit, ses lèvres murmurèrent quelques mots inintelligibles.

— Eh bien, votre réponse, demanda le magnétiseur ?

— Si ma réponse doit être douloureuse à la sœur, dois-je la lui faire ?

— N'importe, parlez, elle le veut.

— J'ai aussi un frère en Afrique, moi.... Dites à cette dame qu'il vaut mieux vivre dans les ténèbres de l'incertitude, avec un peu d'espoir, que de s'éclairer d'une affreuse lumière.

— Je suis résignée à tout, s'écria la jeune dame, parlez, je vous en conjure!

— Où est votre frère?

— En Afrique.

— Qu'est il?

— Militaire.

— Que fait-il en ce moment?

— La guerre aux Arabes.

— Malheureuse sœur! j'aperçois votre frère traîné par ces barbares; leur fer est levé sur sa tête.... Ils vont l'immoler! A ce dernier mot, la jeune dame pousse un cri aigu et s'évanouit. La magnétisée bondit sur son fauteuil, comme si ce cri l'eût frappée d'un courant électrique.

— Son frère, prononça-t-elle en râlant..... Attendez.... Ciel! que vois-je.... Non, ce n'est pas son frère qu'ils entraînent, c'est le mien.... Ah! grâce, grâce pour lui!... Elle se lève de son siége les traits convulsés, se tordant les mains; court quelques pas devant elle et tombe en s'écriant : les scélérats ! ils l'ont assassiné.....

Les spectateurs effrayés s'empressent autour d'elle ; on cherche vainement à lui prodiguer des secours : la vie avait quitté cette chétive enveloppe ; on ne releva plus qu'un cadavre.

Trois semaines après, la mère de Mlle Fulvia reçut une lettre d'Afrique, lui annonçant la triste nouvelle que son fils et les braves qui l'accompagnaient, surpris dans une embuscade, avaient eu la tête tranchée par les Arabes.

Nous laissons les lecteurs en face de ces faits ; ils jugeront eux-mêmes du degré de foi que l'on doit ajouter aux merveillosités du magnétisme ; et, malgré tout le charlatanisme et toutes les jongleries magnétiques, il faudra bien avouer que si, jusque là, Mlle Fulvia s'était entendue avec un compère, sa dernière intuition et sa fin tragique ont eu quelque chose d'extraordinaire.

Cette observation, si elle n'est point exagérée, semblerait prouver que le magnétisé répond avec précision et souvent d'une manière surprenante aux questions qu'on lui adresse; que ses idées naissent et marchent avec une étrange lucidité; que l'activité cérébrale est telle, qu'il se développe en lui, non la faculté de prévoir l'avenir, ainsi que l'ont avancé quelques fanatiques, mais celle d'être impressionné subitement par les événements qui ont lieu à de grandes distances. Le sentiment d'un fait passé loin d'elles, éprouvé par certaines personnes, n'est point, selon nous, inexplicable : la théorie du fluide électro-sympathique, exposée aux dernières pages de ce traité, en fournira peut-être la raison.

Il existe des sujets, assure-t-on, sur lesquels l'influence magnétique agit si activement, qu'il leur est permis, non seulement de voir à nu leurs organes, mais de lire dans ceux des autres, comme si leur corps était de cristal, et d'indiquer le remède à des maladies réputées incurables. Les enthousiastes du magnétisme n'ont pas même craint d'avancer que certains sujets, privilégiés sans doute, avaient la prévision des événements futurs : aussi le charlatanisme s'était-il empressé d'exploiter cette nouvelle branche d'industrie. Enfin, on a raconté des choses si incompréhensibles, si en dehors de la nature, que bien des gens, qui n'en étaient qu'au doute, ont fini par devenir tout à fait incrédules. Car comment croire qu'un magnétisé, malgré sa riche aptitude à recevoir le fluide, puisse lire dans un livre placé derrière une porte, ou plonger dans les replis du cœur d'une personne vivant à vingt lieues de lui ? Comment croire qu'il parle et comprend des langues qu'il n'a jamais étudiées ni entendues, dont il ignore jusqu'au nom ? Comment croire que le magnétisme rend la vue aux aveugles-nés, l'ouïe aux sourds de naissance ? qu'il guérit les maladies chirurgicales où l'art a échoué ? et plus fort que tout cela, qu'il ait fait allonger la jambe d'un claudicant, plus courte que l'autre de trois pouces !...

Evidemment, ce sont les ennemis du magnétisme qui ont avancé ces faits pour le discréditer; car tout le monde sait qu'il n'est aucune puissance dans l'univers qui puisse changer une impossibilité mathématique.

Nous renvoyons ceux de nos lecteurs qui désireraient connaître des faits encore plus merveilleux, aux ouvrages de MM. Du Pottet et Chardel. Voici un extrait de la psycologie physiologique de ce dernier :

« Madame Plantin, âgée de 64 ans, et domiciliée à Paris, avait consulté une somnambule sur une douleur qu'elle éprouvait au sein droit; celle-ci lui avait répondu qu'une glande se développait dans cette région, menaçant de devenir cancéreuse. En effet, quelques mois plus tard, l'ulcération cancéreuse nécessita l'ablation du sein. M. J. Cloquet fut choisi par le médecin de Madame Plantin pour pratiquer l'opération. Le médecin, habile magnétiseur, travailla de toute la force de sa volonté à produire l'insensibilité de la partie ulcérée; il magnétisa, en outre, l'opérateur et son aide qui, incrédules d'abord, restèrent stupéfaits devant le résultat. Pendant les douze minutes que la partie malade fut tailladée, disséquée et enlevée, la patiente s'entretint tranquillement avec M. Cloquet, sans qu'aucun mouvement, dans les membres ou dans les traits, sans qu'aucune nuance de la respiration ou du pouls, ne trahît la moindre douleur, la plus légère sensibilité. Seulement, l'opération terminée, lorsqu'on lava les bords de la plaie pour faire le pansement, Mme Plantin dit, en souriant, qu'on la chatouillait.

La perception de ce chatouillement prouve, d'après M. Chardel, que l'action puissante de la volonté du magnétiseur s'était exclusivement arrêtée sur la partie malade, pour la soustraire aux douleurs de l'opération, et que les parties voisines avaient conservé un reste de sensibilité. Il s'appuie sur ce fait, pour démontrer aux incrédules qu'il est impossible de feindre une insensibilité complète, sous le tranchant du bistouri.

Si l'assertion de M. Chardel est vraie, la chirurgie devrait s'emparer, avec empressement, de ce moyen précieux, pour éviter les angoisses qui précèdent une opération grave et les douleurs pendant qu'on la pratique. Alors, au lieu de souffrances aiguës et de cris déchirants, le malade n'éprouverait qu'un léger chatouillement qui le provoquerait à rire. Quelle découverte!......

Le même auteur cite une autre observation non moins extraordinaire.

La fille de Mme Plantin, Mme Lagandré, habitant la province, vint à Paris quelques jours après l'opération subie par sa mère. On voulut la consulter sur l'état de la malade; après avoir été endormie sous l'influence magnétique, madame Lagandré répondit que toutes les humeurs de sa mère étaient viciées; qu'il y avait un épanchement dans le côté droit de la poitrine, un peu d'eau dans l'enveloppe du cœur; que le foie était décoloré à sa surface. Dans deux jours, ajouta-t elle, ma pauvre mère mourra, malgré tout ce qu'on pourra lui faire.

Le lendemain on reconnut que cette triste prophétie commençait à se vérifier; la malade allait évidemment beaucoup plus mal. Mme Lagandré fut magnétisée et interrogée de nouveau; elle répondit ainsi aux questions qu'on lui adressa :

— Comment va votre mère?

— Ma mère est très-affaiblie depuis quelques jours; elle ne vit plus que par le magnétisme qui la soutient artificiellement; il lui manque de la vie.

— Croyez-vous qu'on puisse prolonger la vie de votre mère?

— Non, elle s'éteindra demain matin, de bonne heure, sans agonie, sans souffrance.

— Quelles sont les parties malades?

— Le poumon droit est rétréci, retiré sur lui-même; il est entouré d'une membrane ressemblant à de la colle; il nage au milieu de beaucoup d'eau. Mais c'est surtout là, dit la somniloque, en montrant l'angle inférieur de l'omoplate, que ma mère souffre. Le poumon droit ne respire plus, il est mort. Le poumon gauche est sain; c'est lui qui entretient la vie. Il y a un peu d'eau dans l'enveloppe du cœur

— Comment sont les organes du ventre?

— L'estomac et les intestins sont sains; le foie est blanc et décoloré à sa surface.

Madame Plantin mourut le lendemain à l'heure indiquée par sa fille.

Pour rendre plus authentique la vérification des réponses de la magnétisée sur l'état des organes de la défunte, quatre médecins assistèrent à l'autopsie cadavérique. Après un minutieux examen, toutes les indications furent trouvées parfaitement exactes; ce qu'il y a de plus remarquable encore, c'est que Mme Lagandré, qu'on avait endormie dans une pièce séparée de celle où se pratiquait l'autopsie, suivait le couteau qui ouvrait le cadavre de sa mère, et disait aux personnes restées près d'elle :

— Pourquoi fait-on une incision au milieu de la poitrine, puisque l'épanchement est à droite ?

Madame Lagandré voyait donc, non-seulement à travers le mur qui la séparait de sa mère, mais encore à travers les parois de la poitrine.

Enfin, M Chardel raconte avoir fait marcher, par la seule puissance de sa volonté, une somnambule dont les jambes étaient paralysées ; il est vrai de dire que la paralysie était incomplète.

Que penser, que conclure de ces faits et de mille autres plus surprenants encore, consignés dans les archives du magnétisme animal ?

Le somnambulisme magnétique ne serait, d'après les médecins et les physiologistes éclairés, qu'une variété du délire nerveux développé sous l'influence des moyens magnétiques, chez les personnes crédules, dont l'exaltation cérébrale est portée au *summum* d'intensité. Car, rappelons-nous bien que toutes les natures ne sont point aptes à recevoir ou à transmettre ce fluide : en outre des conditions idiosyncrasiques, il faut que le magnétiseur possède une volonté puissante, une confiance aveugle dans ses procédés ; et que le magnétisé soit cuirassé d'une foi fanatique. Or, on sait que la foi enfante des prodiges en delà des choses humaines; la foi est la source des miracles, sans elle tout rentre dans les bornes de la nature.

MAGNÉTISME DU REGARD.

Dès la plus haute antiquité, l'influence du regard était connue. Plusieurs philosophes et grands capitaines s'en servirent, les uns pour propager leurs doctrines, les autres pour se faire obéir. On rapporte que le regard de Pythagore soutenait l'attention de ses disciples, et les faisait marcher malgré eux ;—Alexandre-le-Grand dut, en partie, ses victoires aux feux que son regard communiquait à ses guerriers; — l'assassin de Marius recula un instant devant le regard du général abandonné, et pour éviter cette fascination, se cacha le visage derrière son manteau. — La célèbre courtisane Laïs connaissait l'attrait irrésistible de ses beaux yeux : lorsque, entourée d'une foule d'hommes, venus pour lui plaire ou l'admirer, elle apercevait un indifférent, son attention se fixait sur lui, et son regard allait embraser d'amour ce cœur insensible. Plus d'un philosophe qui s'était cru invulnérable aux charmes de la beauté, enchaîné, malgré lui, aux pieds de l'enchanteresse, s'avoua vaincu par ce délicieux magnétisme.—Phryné, non moins célèbre, condamnée à mort pour avoir reçu l'encens et les adorations réservés aux déesses, dut son absolution, autant à l'admirable pureté de ses formes, qu'aux regards vainqueurs sortis de ses yeux. Les graves Aréopagites, vieillards pour la plupart, ne purent résister à la puissance d'un regard demi voilé.

C'est également par la puissance du regard que l'homme est parvenu à dompter les animaux les plus féroces. Tout le monde a entendu parler de ces trois hommes extraordinaires. Martin, Carter et Van Amburg, qui ont successivement traversé la France, montrant au public des hyènes, des panthères, des lions, des tigres apprivoisés, et qui jouaient avec eux comme avec les chiens les plus doux. Carter surtout était parvenu à dominer ses animaux d'une manière surprenante. Dans les nombreuses représentations qu'il donna sur divers théâtres, on le voyait monter à cheval sur un lion énorme, dont la jube descendait jusqu'à terre; le faire coucher à ses pieds, lui ordonner de se lever, fourrer la tête dans sa large gueule, puis se faire lécher aussi doucement qu'un chien reconnaissant lèche la main qui le caresse. La scène avec le tigre était plus effrayante encore : le redoutable animal paraissait sur un rocher, poussant un râlement sourd, la narine ouverte, la gueule béante, armée de crocs menaçants; il aperçoit Carter couché sur le théâtre, d'un bond s'élance sur lui pour le dévorer. A cette terrible attaque, Carter n'oppose que de tendres regards; il lui tend les bras, lui sourit, et le tigre laisse tomber sa fureur, s'apaise, devient doux comme un agneau, se couche à côté de son maître et, rentrant ses griffes tranchantes, fait patte de velours. Ensuite Carter, pour montrer la docilité de son tigre, se couchait sur lui, jouait avec sa gueule, avec sa queue, et après l'avoir fait rouler en rond, à la manière du chat, il s'asseyait dessus comme sur un coussin. Les spectateurs, encore tout frissonnants de ce qu'ils venaient de voir, se demandaient, en sortant, si c'était une féerie ou une réalité !

Cette puissance du regard tantôt intolérable et terrible, tantôt douce et bienfaisante, dépend de la forme et de la couleur des yeux. Sans entrer dans la description détaillée de l'organe de la vision, nous essaierons d'expliquer rapidement le mécanisme de la projection oculaire.

Les faisceaux lumineux qu'envoie un objet à

l'œil fixé sur lui, ne pénètrent point tous au fond de cet organe; la rétine reçoit seulement les faisceaux nécessaires à la peinture de l'objet; les autres faisceaux sont réfléchis par la sclérotique et renvoyés selon un angle égal à celui de l'incidence. De cette réflexion résulte le pinceau lumineux ou magnétique, qui va opérer la fascination. Une circonstance importante, facile à vérifier, si l'on y prête attention, c'est que ce pinceau, projeté par l'œil, emporte avec lui la couleur de l'iris : si l'œil est vert, le pinceau sera verdâtre ou glauque; — azuré, roussâtre, si l'iris est bleu, roux ; — de l'œil parfaitement noir jaillit une étincelle semblable à celle du diamant. La forme des yeux n'est pas indifférente, dans la projection : les yeux ronds, à reflets verdâtres, sont les plus puissants à inspirer la crainte, l'effroi et à faire baisser le regard qui ose se fixer sur eux. Parmi les animaux, le chien, le chat, le loup, etc., dont la pupille acquiert une énorme dilatation, observés pendant la nuit, laissent échapper deux traits de lumière verdâtre ; c'est surtout lorsque ces animaux sont furieux ou effrayés que cette lueur est plus brillante. Les yeux de l'homme ne possèdent point à un si haut degré ce pouvoir réfléchissant ; mais ils s'illuminent quelquefois d'une légère phosphorescence.

Dans une réunion de jeunes étudiants, je fus témoin, il y a quelques années, d'une projection dont la violence arrachait des cris à celui qui la recevait. Après avoir causé magnétisme, ces jeunes gens me dirent:—Il faut que nous vous rendions témoin d'une influence oculaire aussi curieuse qu'inexplicable; Fabien que vous voyez, fumant son cigarre au coin de la cheminée, ne peut soutenir le regard de Théophile, son condisciple. — Plusieurs d'entre eux allèrent prier Fabien de se prêter à l'expérience. — Il refusa nettement et avec humeur. — Ses camarades insistèrent. — Vous savez bien que cela me fait horribleinent souffrir, répondit-il, laissez-moi en repos.

Ne tenant point compte du motif de ses refus, plusieurs jeunes gens le saisirent, les uns par les bras, les autres par les jambes, le placèrent sur une chaise et, malgré ses efforts pour se dégager, le maintinrent assis. — Alors Théophile se planta devant lui, les bras croisés sur la poitrine, et attacha ses prunelles vertes et immobiles sur les yeux de son camarade. Le jeune Fabien baissait la tête, fermait les paupières afin d'éviter cette projection douloureuse ; de temps à autre il les rouvrait et les refermait soudain, chassant de gros soupirs ; puis vint un moment où ses yeux s'attachèrent sur ceux de Théophile. Il resta dans cette position, n'ayant plus la force de les fermer, ni de baisser la tête, dominé par ce regard dont le verdâtre éclair semblait plonger au fond de son orbite. Bientôt ses traits exprimèrent la douleur et l'effroi ; il poussa des cris plaintifs et s'agita convulsivement. — L'expérience terminée, on voulut lui faire avaler un verre de punch, mais on n'y put parvenir; le pauvre garçon se trouvait dans une agitation extrême; la sueur ruisselait de son visage blafard; il tremblait comme s'il eût été gelé. — Un quart-d'heure suffit pour dissiper ces symptômes ; le calme se rétablit peu-à-peu dans le corps grêle du jeune Fabien.

On conte qu'un Anglais, Bul Padsor, avait éprouvé en mainte circonstance, l'action terrifiante de son regard sur tous les individus de la nombreuse famille des chiens. Désormais convaincu de sa puissance, il se mit à courir le pays, proposant une gageure de deux contre un, que les chiens les plus méchants, les plus hargneux, fuiraient à sa vue, ou du moins aboieraient à distance, sans oser le mordre. — On commença par rire de ce nouveau genre d'industrie, puis, amorcés par l'appât du gain, quelques garçons bouchers se hasardèrent. Le pari fut fait en public; ils perdirent. Plusieurs autres gageures semblables, également gagnées, acquirent à cet homme, avec la réputation de canifuge, une assez belle fortune.

Son nom pénétra dans la haute société ordinairement incrédule. Un riche milord, grand amateur de chiens, et qui en nourrissait quelques centaines dans ses chenils, eut la fantaisie d'éprouver la projection du célèbre canifuge ; il le manda à son hôtel et lui proposa un pari de cinq mille livres sterlings, à la condition qu'il ferait lâcher à ses trousses une douzaine de bouledogues, sans rien exiger de sa part, en cas de perte.

— Toute votre meute, milord, si c'est votre bon plaisir, lui répondit Bul Padsor.

La partie fut acceptée et remise à huitaine.

Pendant cet intervalle, milord fit exercer une douzaine de ses meilleurs chiens à sauter sur les mollets d'un mannequin, et à les déchirer à belles dents. Milord, plein d'humanité, ne voulait point la mort de l'effronté jongleur, il désirait seulement que la mutilation de ses gras de jambes lui servît de leçon, afin qu'à l'avenir il perdît l'envie d'abuser de la crédulité publique.

Un local fut loué et convenablement disposé pour ce genre d'exercice; les journaux annoncèrent une représentation extraordinaire, phénoménale! Milord invita grand nombre de ses amis et beaucoup de jeunes dames, aussi curieuses à Londres que les Françaises le sont à Paris. On devait s'égayer aux dépens des mollets du pauvre diable. — Milord disait aux dames : —Nous autres, Anglais, nous sommes trop philantropes, trop zoophiles pour nous divertir aux courses de taureaux, ainsi qu'on le pratique en Espagne. Ces jeux, où il y a toujours du sang répandu, dénotent un peuple sanguinaire; cependant, sans déroger à l'hémaphobie, qualité précieuse des nations civilisées, il vous est permis d'assister, Mesdames, à cette innocente distraction. Je vous déclare qu'il n'y aura de danger que pour le charnu des jambes; et vous savez, ajouta-t-il en riant, qu'on peut fort bien vivre sans mollets.

En ontre de ces invitations, milord fit afficher dans tous les carrefours que cette séance extraordinaire serait publique et gratis pour tous les plébéiens qui constateraient, moyennant certificats, être amateurs de chiens.

Le jour de la séance arrivé, une foule nombreuse se pressait dans le local, disposé en zoomachie, à l'instar de l'ancienne Rome ; à cette nuance près, que les gradins étaient en planches et que les spectateurs n'étaient pas des Romains. Un sourd bruissement dans le pourtour annonça l'entrée de l'acteur. Tout le monde s'attendait à voir un corps offrant des proportions gigantesques, une charpente de Cyclope, ou pour le moins les formes athlétiques de l'Hercule de Farnèse ; lorsqu'on aperçut un petit homme grêle, assez mal bâti, une risée générale s'éleva de toutes parts, pour l'accueillir; une pluie de brocards tomba sur le pauvre Bul Padsor qui, sans se déconcerter, se planta ferme comme un pieu au milieu de l'arène, traça un cercle autour de lui et, l'œil fixe, les poings placés dans la pose académique du Boxeur, attendit en silence.

La porte s'ouvrit : quatre énormes mâtins se précipitèrent sur lui et s'arrêtèrent tout court, deux pas de sa personne, aboyant, bondissant sur eux-mêmes et n'osant approcher.

Six monstrueux boule-dogues furent immédiatement lâchés, et coururent pour se jeter sur les piteux mollets, leur point de mire. De même que les quatre mâtins, ils n'osèrent franchir le cercle magique, dans lequel Bul Padsor s'était isolé.

Six autres boule-dogues s'élancèrent un instant après, et vinrent se joindre à leurs camarades, pour sauter et aboyer seulement. L'étonnement circulait dans l'assemblée ; on ne riait plus; tous les regards étaient fixés sur le fascinateur, lorsqu'un flot de chiens inonda l'arène ; chiens de diverses espèces, lévriers, courants, braques, clabauds, etc... tous de haute taille et à gueules menaçantes. Un frisson involontaire se glissa parmi les spectateurs. A coup sûr cet homme allait être dévoré... Quelques cris d'effroi partirent du banc des dames ; c'était à tort, car aucun animal ne posa la patte sur le cercle infranchissable. Ils ne savaient qu'aboyer, hurler, bondir, et Bul Padsor, entouré de cette ceinture de chiens terribles s'animant entre eux, restait aussi tranquille qu'un sultan au milieu des odalisques de son sérail. Tout-à-coup les yeux de Bul s'illuminèrent d'une flamme verdâtre; on entendit un sifflement sourd et les aboiements cessèrent; les chiens dressèrent les oreilles et baissèrent la queue. A un second sifflement, la panique se jeta parmi eux; ils se ruèrent les uns sur les autres, se mordirent, poussèrent des cris affreux et s'enfuirent comme si on les eût fouettés. Les lévriers sautèrent par-dessus les barrières, les plus agiles imitèrent leur exemple, coururent en tout sens et, cherchant à s'ouvrir un passage à travers les spectateurs, mordaient à droite, mordaient à gauche, renversaient l'un, sautaient par-dessus l'autre. Les femmes effrayées criaient, se trouvaient mal ; les hommes juraient à plein gosier; les hurlements se multipliaient de tous côtés; et Milord, désappointé, furieux, renforcé de ses gens, vociférait à tue-tête : tao! tao! tao! pour arrêter les fugitifs ; mais en vain, la panique était générale.

Au milieu de ce brouhaha, de ce tapage assourdissant, il y eut des jambes mordues, mais ce ne furent point celles de Bul Padsor; il y eut du sang répandu, mais ce ne fut pas le sien. Il sortit de l'arène vainqueur, avec ses mollets intacts, et milord avec cinq mille livres de moins dans sa bourse. On dit que depuis ce jour de sanglante mémoire, ces sortes de jeux furent défendus dans toute la grande Bretagne.

La ville de Rome a pu se convaincre, de nos jours, de la puissance projective du fameux tauréador Cincinella.

Dans la *Giostra*, ou courses de buffles, qui ont lieu sur l'emplacement du tombeau d'Auguste, lorsque les autres tauréadors, fuyant le buffle irrité, sautent par dessus les gradins, Cincinella reste passible au milieu l'arène, et d'un regard arrête l'animal menaçant. On voit le buffle se reculer lentement, baisser la tête et aller éteindre sa fureur contre le mur d'enceinte.

Les chasseurs sont souvent témoins de la puissance fascinatrice des yeux du chien en arrêt sur le gibier. La perdrix ou la caille surprise et arrêtée par le chien, le regarde immobile et comme retenue au sol ; ce n'est qu'au moment où le chien détourne la tête, force l'arrêt, que l'oiseau s'envole.

Il n'est personne qui n'ait éprouvé ou fait éprouver le magnétisme du regard, personne qui n'ait fait baisser les yeux à quelqu'un, ou qui n'ait été forcé de les baisser soi-même. Nous avons vu que les yeux ronds, à reflets verdâtres, avaient la projection fatigante et douloureuse ; au contraire, les yeux largement fendus et allongés en amande, les beaux yeux bleus ou noirs que voile une paupière aux longs cils, oh ! ceux-là lancent aussi des regards fascinateurs, mais doux, attrayants, apportant avec eux le bonheur et l'ivresse. Répondez, jeunes amants, avez-vous souvent résisté à ces muettes demandes qu'on lit dans une prunelle humide et langoureuse? Et vous-mêmes, hommes devenus sérieux et froids, sous le joug de l'hyménée, ne cédez-vous jamais, lorsque, pour satisfaire un caprice, l'épouse combine éloquemment la puissance d'un tendre regard aux charmes du sourire ?

MAGNÉTISME DE LA VOIX.

De même que celui du regard, le magnétisme de la voix est attesté par les faits nombreux que l'histoire ancienne et moderne nous a conservés. — La voix parlée ou le langage, le discours, la poésie; — la voix chantée ou les sons, la mélodie, l'harmonie, font également éprouver l'effet magnétique. Les légendes, chroniques et poèmes sont pleins de faits miraculeux de cette nature; et la tradition perpétue ceux qui ont échappé à l'histoire.

L'éloquence du discours servie par le geste et l'intonation de la voix, opère sur les masses des prodiges que personne ne révoque en doute. Seulement, on est convenu de s'exprimer ainsi : L'auditoire a été *électrisé*. Cette locution me semble vicieuse, on devrait dire : L'auditoire a été *magnétisé* ; ce serait tout aussi compréhensible et beaucoup plus vrai. Remarquons-le bien, il y a dans le langage parlé deux choses distinctes : l'idée et le son de la voix. Avant que l'idée n'impressionne l'esprit, ne remue l'âme, il est nécessaire que les vibrations sonores aient frappé le sens de l'ouïe. Or, une voix puissante ou flûtée magnétisera ce sens avec force ou avec douceur ; l'impression transmise au *sensorium* commun devra nécessairement être de même nature que la sensation de l'ouïe ; c'est ce que nous éprouvons tous les jours, lorsque nous sommes affectés légèrement ou fortement ; et cet effet n'est pas dû au fluide électrique, mais bien à l'influence magnétique.

Il faut encore distinguer dans la voix, le timbre et l'accentuation. Le premier est le résultat de notre organisation physique, il dépend entièrement de l'appareil laryngo-buccal ; l'accentuation, au contraire, est acquise.

Un timbre dur, aigre, glapissant, fatigue et déchire l'oreille ; le timbre moelleux et sonore produit l'effet inverse. L'articulation mal formée, incomplète, précipitée, traînante ou nasonnante, avec intonations diverses, est très-désagréable, surtout dans la bouche des femmes. Le langage de certaines villes du midi de la France offre ces défauts qu'il serait si facile de corriger. Un peu d'attention et quelques exercices journaliers suffiraient pour les faire disparaître. Les parents devraient fixer leur attention sur ce point ; il est plus important qu'on ne pense ; car cette imperfection du langage est un immense obstacle aux effets oratoires ; quelquefois aussi, il a refroidi l'amour et arrêté des mariages.

L'articulation pure, franchement attaquée, qui rend bien les diphthongues et fait légèrement sentir les voyelles accentuées, est la plus agréable, la plus émouvante. Lorsque cette articulation s'unit à un timbre sonore, le langage sort plein d'harmonie et sa douceur caresse agréablement l'oreille. L'accentuation parisienne réunit ces qualités : aussi la voix de certaines femmes a-t-elle la vertu magnétique d'enchaîner les sens et l'âme.

J'ai entendu quelquefois parler une femme, douée d'un timbre de voix si pur, d'une accentuation si flatteuse, que j'aurais voulu l'écouter toujours. Son langage était comme une tendre musique dont les notes sympathiques pénétraient jusqu'au cœur. Malheureusement, la petite vérole avait promené d'affreux ravages sur sa physionomie ; car, si à la pureté de son organe se fussent joints les attraits de la beauté, elle eût renouvelé, sans doute, les enchantements d'Armide. — De même pour une jolie femme qui est affligée d'une accentuation vicieuse : muette, elle plaît ; ouvre-t-elle la bouche, la désillusion s'opère et l'on dit : C'est dommage qu'une aussi jolie femme ait un accent si détestable.

En compulsant l'histoire, nous voyons la voix et le geste produire des effets surprenants, merveilleux. — Les harangues de Démosthène soulevaient ou calmaient les Athéniens. — La fameuse apostrophe de Cicéron : *Quo usque tandem.....* perdit Catilina. — Les premiers apôtres de la doctrine évangélique convertissaient des milliers de païens, avec une parabole. — A une époque plus rapprochée de nous, l'éloquent Massillon fit trembler et pâlir un auditoire de hauts personnages, en tonnant contre les corruptions du jour, et déroulant à leurs yeux l'effrayant tableau des châtiments réservés aux méchants. — Et le fougueux Mirabeau ! De sa voix semblable aux vents de l'orage, ne soulevait-il pas la vague populaire, qui s'élançait furieuse en emportant un trône... Certes, ces grands orateurs n'étaient doués d'aucune propriété électrique, mais de leur voix rendue puissante par la conviction, de leurs gestes, de leurs regards, de toute leur personne rayonnait l'influence magnétique opérant des prodiges.

Une narration simple et touchante, le récit d'une infortune attendrit jusqu'aux larmes les organisations les plus insensibles. Au théâtre, le jeu savant des acteurs arrache tantôt des larmes à toute une salle, tantôt de bruyants éclats de rire; ensuite des applaudissements prolongés, frénétiques.... Tout cela est dû au magnétisme.

Souvent une ou quelques paroles suffisent pour obtenir ces résultats.—*Frappe, mais écoute*? lancé par Thémistocle au présomptueux Eurybiade, valut aux Athéniens la victoire de Salamine. — Le cri de *sauve qui peut!* arrête l'élan du soldat et jette la panique dans toute une armée. — *En avant!* prononcé par nos généraux de la république et de l'Empire, enfonçait les bataillons ennemis, enlevait des redoutes. — *Je t'aime* !... Jamais étincelle électrique fit-elle battre aussi rapidement un jeune cœur que ce mot tombé d'une bouche adorée ? — *Je te hais*!... Quel froid glacial causerait un frisson semblable à celui dont cette imprécation vous saisit ? — *Au voleur*! — *A l'assassin*! — *A l'incendie*! Tous ces cris n'apportent-ils pas avec eux la terreur et l'effroi ; puis le désir de voler au secours des victimes ?

Pendant un incendie qui, au seizième siècle, dévora une partie de l'hospice de Lyon, les flammes menaçaient une salle où se trouvaient couchés huit paralytiques. Une personne, en s'enfuyant, leur cria : — Sauvez-vous, ou vous êtes brûlés vifs ! Les paralytiques, épouvantés, se levèrent et s'enfuirent.

L'historien de ce fait miraculeux consigné au procès-verbal de l'incendie, ajoute que ces paralytiques étaient cloués sur leurs lits de douleurs depuis six et huit ans. L'usage de leurs jambes qu'ils retrouvèrent si subitement, peut-il être dû à autre chose qu'à l'ébranlement nerveux occasionné par le magnétisme de ces terribles paroles ?

Dernièrement les causeries de la capitale rapportaient le fait suivant :

« Un grave mathématicien-philosophe, incessamment occupé à résoudre des problèmes, fut invité, par un de ses intimes, à la cinquantième représentation d'une farce qui attirait la foule au théâtre du Palais-Royal.

— C'est sans doute pour essuyer un refus, répondit le savant, que tu m'adresses une pareille proposition ?.. à moi, qui n'ai pas même eu l'envie d'aller voir jouer le chef-d'œuvre des tragédies classiques, me proposer une farce !... C'est une mauvaise plaisanterie de ta part.

— Bien loin de là ; c'est une belle et intéressante expérience que je veux faire. Ne t'en formalise point; entre savants, comme nous, l'investigation est permise. Abandonne un instant tes chiffres, pour porter toute ton attention sur la question qui m'amène.

— Voyons, voyons, achève, dit le mathématicien pressé.

— Laisse-moi commencer : — Quoique collègues à l'Académie et unis par le cœur, nous sommes de caractères diagonalement opposés.

— Diamétralement serait plus juste, glissa le géomètre.

— Ne m'interromps pas. — Plus froid que la raison, plus sérieux, plus exact que ton algèbre, je ne t'ai jamais vu sourire. Le calembourg le plus fin, les jeux de mots les mieux combinés, la facétie la plus délicate tombent devant toi comme un trait émoussé ; le sel attique te paraît sans saveur, et la phrase la plus harmonieuse n'a pour toi que des sons stériles ; tu es, en vérité, le type frappant de la sévérité mathématique.

—Où diantre veux-tu en venir avec cet étourdissant exorde ?

— Patience, laisse-moi dire. — Par habitude ou caractère, je suis toujours content, je ris quand j'en trouve l'occasion; et je m'efforce de jeter quelques fleurs dans les champs arides de la science. Je ne dédaigne pas la tristesse, elle a sa poésie ; mais ses émotions, que j'ai rarement ressenties, n'ont jamais été jusqu'aux larmes. En un mot, jusqu'ici, je n'avais point su ce que c'était que pleurer ; et toi, qui te trouves dans le carré inverse, tu ignores ce que c'est que rire. Les temps modernes possèdent, dans nos deux individualités, leur Héraclite et leur Démocrite....

— Que signifie ce galimatias?... Je te connaissais verbeux, mais point de cette force.... Ah ça ! est-ce que, par hasard, tu aurais perdu le régulateur cérébral ?

— Je t'ai prévenu que mon langage serait étrange, écoute-moi jusqu'à la fin ?

— De grâce, mon cher ami, remets à une autre fois ton conséquent; je suis en voie de résoudre une immense difficulté, et si tu me distrais plus longtemps, l'x que je poursuis depuis trois jours va m'échapper.

—C'est aussi un inconnu que je viens te proposer; problème pour problème, autant vaut résoudre celui que je te propose, et qui aura des résultats magnifiques pour la science. Il s'agit du magnétisme animal...

— Du magnétisme animal!.... Venir me déranger de mes travaux pour de semblables sottises... Permets-moi de te dire que c'est véritablement abuser...

— Si tu m'interromps toujours, nous n'en finirons jamais.

— Mon Dieu! mon Dieu! il me fera perdre mon x! marmotta l'algébriste impatienté.

— Un peu de patience, mon ami; ces préambules étaient indispensables pour te préparer...

— Au nom du ciel! arrive donc au fait!

— Nous y voilà : — Le magnétisme m'a fait pleurer, moi qui de ma vie ne versai une larme ; toi dont les lèvres , depuis le berceau, sont restées muettes aux élans de la joie, toi qui n'as jamais souri , je voudrais par le même moyen te forcer à rire.

Le mathématicien crut son ami atteint de folie et le regarda un instant avec des yeux effrayés.

— Tu me regardes ; cela t'étonne. ...

—Décidément, mon cher, tu me donnes à penser que...

— Hier j'étais incrédule aux miracles du magnétisme, aujourd'hui je suis presque converti , et demain j'y croirai entièrement si je te vois rire.

—Mon dieu ! mon pauvre ami, tu me fais peur.. tiens, passe au salon.... ou bien assieds-toi sur le canapé... lis le journal.

—Non, non, c'est inutile; dussé-je t'être aussi insupportable qu'un cauchemar, je ne te quitte point ; tu viendras avec moi au théâtre; hier je fus magnétisé en triste par une actrice, il faut que ce soir tu sois magnétisé en gai.

— Si j'étais susceptible de rire, je poufferais à l'instant, car en vérité rien n'est plus plaisant, plus comique et plus drôle que ton langage.

—Je persiste à dire que tu riras.

— Hélas ! il est fou tout de bon, soupira le savant avec tristesse.

— Et de plus j'en fais la gageure ?

—Voyons, tais-toi mon pauvre ami.... Est-ce que les hommes sérieux s'amusent à gager?

— L'enjeu ne sera point une somme d'argent, ni un dîner plantureux, ainsi que cela se pratique en général, par la raison bien simple, que les hommes de science ne vivent ni pour l'argent ni pour le ventre. Mon enjeu te plaira : tu sais que de mon voyage topographique de Beyrouth, j'ai rapporté un sac de café, donné en cadeau par le Pacha ; moka pur et de l'année, moka cueilli sur les lieux mêmes, moka dont le grain rond parfaitement choisi, et la couleur blonde font plaisir à l'œil... Ah! je t'ai pris par ton faible; l'eau t'en vient à la bouche..., je te parie dix livres de moka que tu riras ce soir.

— C'est trop longtemps continuer la plaisanterie, je te dis que c'est impossible.

— Difficile oui, impossible non. Voyons, dix livres de ce moka délicieux dont les parfums subtils vont stimuler l'estomac paresseux, et montent au cerveau élucider les idées, égayer l'esprit... qui te feront trouver l'x, et peut-être une nouvelle théorie des forces rudimentaires...

Enfin, après plusieurs tiraillements qu'il serait fastidieux de rapporter, le grave mathématicien se rendit et céda au moka.... ou aux instances de son ami qui l'entraîna au théâtre du Palais-Royal. On y jouait, en effet, des farces à pouffer ; l'ami riait à cœur-joie, à se fendre la rate ; beaucoup d'hommes sérieux riaient aussi, mais notre mathématicien gardait un sang-froid imperturbable, un sérieux à faire croire qu'il était sourd ou aveugle. Cependant Alcide Tousez, qui joue si naturellement le niais, se mit à débiter si bêtement de si grosses bêtises, que la gravité du philosophe perdit son puissant équilibre, et, pour la première fois de sa vie, ses lèvres s'ouvrirent pour rire et se refermèrent aussitôt.

Alors, l'ami satisfait du résultat lui dit : L'*x* est trouvé! Je crois désormais au magnétisme, dans l'ordre des choses possibles.

— Sortons d'ici, murmura sourdement le mathématicien rouge de confusion et peut-être de colère : Je savais bien qu'on haussait les épaules devant la bêtise; mais rire comme un badaud, ainsi que je l'ai fait, c'est impardonnable. Je serais honteux, mortifié, si quelqu'un de connaissance m'avait aperçu. Sortons, je t'en supplie; je suis sur les épines.

—Mon cher, ne te fâche pas; c'est par la puissance magnétique du jeu de l'acteur.

— Au diable ton magnétisme!. Il prit sa canne, son chapeau, et appela l'ouvreuse de loges.

L'ami ne pouvant le retenir, l'accompagna et

lui dit tout bas pour le consoler : —Mon cher collègue, ne te tourmente pas, le problème est résolu; je te ferai porter ce soir les dix livres de moka; mais à condition que nous expérimenterons encore.

POÉSIE.

La poésie exerça toujours une magique influence sur les hommes; qu'on remonte aux temps héroïques pour redescendre jusqu'à nous. on verra incessamment la poésie sacrée, épique, élégiaque et lyrique développer l'enthousiasme, soulever les passions. Les allégories mythologiques, Orphée descendant aux enfers; Amphion voguant sur un dauphin et bâtissant les murs de Thèbes, aux sons de sa lyre; Linus enchaînant par ses chants mélodieux les animaux féroces, représentent la puissance magnétique qu'exercent sur les êtres les deux harmonies combinées des sons et du langage.—Les chants guerriers de Tyrtée menaient les Spartiates au combat et leur assuraient la victoire.—Pendant les dernières années du siècle écoulé, que de prodiges n'enfanta point la *Marseillaise!* — Aux banquets des anciens, les plaisirs étaient plus incisifs lorsqu'on y chantait les strophes d'Anacréon.—Les Bardes, en célébrant les exploits des héros, redoublaient leur courage. — Les Troubadours et Trouvères chantaient aussi la gloire et l'amour ; mainte châtelaine recluse dans un manoir, quittait sa broderie et s'approchait du créneau pour écouter le tendre lai ou la ballade mélancolique, et plus d'un jeune ménestrel dut à ses chansons les faveurs d'une beauté cruelle.

La poésie est, sans contredit, le plus noble, le plus énergique langage. S'il est indispensable à l'hymne, à l'épopée, il l'est également à l'amour, cette immense passion sous laquelle se courbe tout ce qui respire. Il n'existe peut-être point d'homme un peu lettré qui n'ait, pendant sa jeunesse, invoqué les muses pour chanter la beauté dont il était l'esclave. Et, parmi les amants, ceux qui se sont nourris des charmantes poésies de Tibulle, Pétrarque, Bernard, Parny, etc., ces éloquents interprêtes de l'amour; oh! ceux-là ont de plus délicieux baisers à offrir, de plus tendres caresses à recevoir.

Le trait suivant prouvera ce que peut la poésie sur l'organisation la plus indifférente.

Le comte Flaminien de ***, voyageant avec sa fille Hélène, allait succomber sous les coups de quatre assassins, lorsqu'un jeune artiste se précipite au milieu d'eux, se bat en désespéré, tue le plus redoutable et met les autres en fuite; puis, sur le sol rougi de son sang, tombe dangereusement blessé. La guérison de cet intrépide jeune homme, connu sous le nom de Jules, fut longue et douloureuse; on craignit pour ses jours. Vers la fin de sa convalescence, le comte voulut lui témoigner sa reconnaissance par un don magnifique et l'appui de sa protection. L'artiste opposa toujours, avec délicatesse, d'insurmontables refus. Chaque fois qu'Hélène paraissait à son lit, Jules baissait timidement les yeux, son sein battait, il balbutiait d'incohérentes paroles, et souvent répondait aux questions adressées par d'indiscrets soupirs. Le comte devina enfin ce qui se passait dans ce cœur profondément atteint; en homme digne de sa fortune et de son nom, il prit la belle résolution d'offrir au jeune homme la récompense que son dévoûment méritait. Le comte Flaminien, quoique issu d'une des premières familles de l'ancienne aristocratie, était sorti de cette gangue orgueilleuse qui ternit l'éclat de la vraie noblesse. Il mesurait les hommes d'après leurs vertus et leur intelligence, et non sur les titres ou la richesse.

Un matin il se présenta au lit du convalescent et lui dit avec une sollicitude toute paternelle :

— Jules, vous m'avez sauvé la vie, je dois à mon tour sauver la vôtre qui est en danger. Les blessures faites par le poignard des assassins sont maintenant cicatrisées, mais celle que vous portez au cœur serait plus difficile à guérir si je n'en connaissais le remède. — Puis se retournant vers sa fille : — Hélène, sachez que l'orgueil et l'ingratitude sont les deux vices capitaux de l'humanité, la générosité au contraire en est l'ornement et la gloire. Vous devez à ce brave jeune homme les jours de votre père ; Hélène, si vous m'aimez, votre main sera sa récompense. Vous l'épouserez !

La jeune fille resta muette. Le jeune homme bondit sur sa couche et s'élança aux genoux du comte Flaminien. Huit jours après cet acte de généreuse reconnaissance, le flambeau de l'hyménée s'était allumé pour eux.

Mais Hélène, loin d'avoir sucé les principes de son père, se montrait orgueilleuse et vaine de sa noble origine ; fière et superbe, hautaine, impérative, pour tous ceux qui sortaient d'une famille plébéienne. Elle ne le faisait que trop souvent sentir au pauvre Jules, qu'elle accablait de ses dédains. L'époux supportait avec une patience d'ange cette humiliante tyrannie. Beaucoup, à sa place, se seraient révoltés ou auraient abandonné cette vaniteuse créature ; lui, n'opposait que douceur à la violence; tendresse, prévenances aux froideurs, à l'abandon; car il l'aimait sa femme ; ce qui est rare chez les maris, il l'adorait ! — Enfin, après avoir bu jusqu'au fond l'amertume, après avoir employé, sans succès, tous les moyens imaginables pour attendrir le cœur de cette lionne, ne sachant plus à quel saint se vouer, il eut recours au magnétisme. Un somnambule lui donna la consultation suivante :

— L'orgueil de votre femme la rend insensible à votre amour; sa nature est de fer, son cœur d'acier ; une statue de marbre ne serait ni plus muette, ni plus glacée aux attentions que que vous auriez pour elle. Cependant, il vous reste un moyen pour vaincre son indifférence et la ramener à vous : la poésie !... Vous qui avez la voix si pure, le geste et le regard si doux, vous qui connaissez l'art de la déclamation, à chaque accès d'humeur de votre femme, vous lui répéterez, avec âme et passion, les vers que je vais vous dicter. Ecrivez :

Calme-toi, chère amie, apaise ton courroux,
Tourne vers moi tes yeux, et daigne me sourire;
Ne t'éloigne plus, viens, je suis à tes genoux.
Après avoir boudé, quand l'amour vous attire
Sur un sein palpitant, le plaisir est si doux!...

. . . .

Sur mes lèvres, à flots, verse la poésie
De tes baisers de miel;
Fais couler dans mon sein la suave ambroisie,
O mon ange! apprends-moi les voluptés du ciel.

Jules, sans trop ajouter foi à la vertu de cette recette, eut occasion de la mettre en pratique, le soir même. Quel fut son étonnement! lorsqu'il vit sa femme prêter une oreille attentive aux vers qu'il déclamait; et après la tirade se rapprocher de lui, quitter son air boudeur, lui sourire et l'embrasser! Il y avait là du miracle.... Mais le chat, qui ne fait patte de velours que parce qu'on lui a rogné les griffes, aussitôt qu'elles ont repoussé, recommence à griffer ; de même le caractère d'Hélène dompté un instant par la poésie, reparaissait de nouveau. Alors Jules recourait à la merveilleuse recette, et chaque fois sa femme venait le caresser, lui passait les bras autour du cou, et, attendrie jusqu'aux larmes, par l'influence magnétique, lui demandait pardon de ses emportements, lui prodiguait les noms les plus doux. Jules devint poète : les morceaux charmants qu'il composa vainquirent le caractère superbe d'Hélène et embrasèrent son cœur d'un ardent amour. Quel bonheur pour l'époux, d'avoir trouvé une amante dans sa femme; la chose est si rare!........ Incrédules, maintenant moquez-vous du magnétisme.

MUSIQUE.

La musique vocale et instrumentale a aussi son pouvoir magnétique bien constaté. Les différents modes d'harmonie et de mélodie développent en nous des sensations analogues. La musique guerrière anime le soldat et soutient son ardeur. Les morceaux dits pas redoublés, précipitent sa marche et lui font oublier ses fatigues. — La musique religieuse plonge dans le recueillement, élève l'âme vers l'être inconnu, dispose à la prière, à l'adoration. — L'*allegro* égaie, l'*andante* vous tient dans un état voisin de la tristesse.

Selon le degré de délicatesse d'ouie et la disposition de l'âme, les effets de l'harmonie sont plus ou moins violents. Les modulations tendres et langoureuses, surtout dans les tons bémols, assoupissent les douleurs et quelquefois attendrissent les cœurs les plus féroces. — La lyre d'Orphée endormit le terrible Cerbère; — la harpe de David calmait les fureurs du roi Saül. — On a vu dans les sombres forêts de l'Amérique, des peuplades ennemies se rassembler autour d'un Européen qui chantait en s'accompagnant du luth ; amollis, vaincus par les charmes de l'harmonie, ils oubliaient, un instant, leurs haines et se donnaient la main.

Dans plusieurs maladies, la musique procure un soulagement sensible : la langueur, la mélancolie, le spleen en retirent des bons effets. On prétend que l'assoupissement causé par la piqûre venimeuse de la tarentule se dissipe aux sons d'un morceau de musique nommé, pour ce motif, *tarentella*.

Je me souviens que, pendant les atroces douleurs d'un rhumatisme aigu, dont je fus atteint, lors de mon séjour en Morée, les chants d'une jeune Grecque réussirent où l'art avait échoué. Les notes de sa voix étaient si tendrement langoureuses, la poésie de sa chanson si belle, qu'il me semblait entendre une ode de Sapho, et peu à peu je m'endormis, bercé sur ses genoux.

Il est des dissonnances, surtout celles produites par les instruments métalliques, qui portent l'impression douloureuse jusqu'au frisson; tandis que les accords parfaitement combinés font éprouver une sensation délicieuse; il semble que les vibrations sonores soient en consonnances avec les vibrations imprimées aux nerfs; on se plaît, on aime à les écouter.

Selon la mesure, le rhythme et le ton; selon le degré de sensibilité de l'individu, ainsi que nous venons de le dire, certains morceaux ébranlent toute l'organisation et arrachent des larmes, tandis que, chez ces mêmes individus, un mouvement de valse ou de contredanse les excite à la danse et à la joie. Ayons soin de faire observer que ces effets magnétiques ne sont point produits par la musique difficile et fioriturée qui a remplacé la bonne musique; ce sont au contraire des motifs simples, d'heureuses modulations exécutées avec cette sensibilité exquise qui caractérise l'artiste amoureux de son art.

Quelques instruments à anches métalliques et à lames de verre, donnent des vibrations si pénétrantes que, malgré leur douceur, les nerfs de beaucoup de personnes s'en trouvent agacés. Tels sont l'harmonica, l'accordéon et ces petites musiques à cylindres nommées cartels ou tabatières en musique.

Dans une soirée où se pressaient une douzaine d'élégantes vaporeuses, le maître de la maison eut l'idée de faire entrer un aveugle en grande réputation pour l'harmonica. D'abord tout le monde écouta avec plaisir les sons veloutés de l'instrument; puis quelques symptômes nerveux se manifestèrent parmi les dames; tout-à-coup sept à huit d'entre elles furent prises d'attaques d'hystérie avec cris et soupirs convulsifs. On se hâta de congédier le pauvre aveugle, qui était loin de se douter de la puissance spasmodique de son instrument.

L'homme n'est point le seul dans la nature, qui soit sensible aux modulations musicales, tous les êtres vivants le sont également, mais à différents degrés. — Le cheval s'anime, hennit au bruit de la fanfare; — le cerf écoute avec plaisir les sons du cor, qui quelquefois lui fait oublier le danger. — Il suffit de répéter pendant plusieurs jours un air, pour qu'il soit retenu et exécuté par certains oiseaux chanteurs. — On connaît peut-être l'histoire de ce lézard qui sortait d'un trou de muraille chaque fois qu'il entendait les sons de la flûte d'un prisonnier. Les premiers jours il ne s'écarta guère de son trou; les jours suivants il s'en éloigna davantage; enfin il s'approcha tout-à-fait du soupirail du cachot, et, de même que l'araignée de Pélisson, finit par devenir l'ami et le compagnon du prisonnier.

Le fait suivant, d'une originalité un peu burlesque, mais authentique, prouvera le violent magnétisme des sons métalliques sur l'espèce canine.

Il est réglementaire dans les villes qui tiennent garnison, de battre ou de sonner la retraite pour la rentrée des troupes au quartier. Tambours et clairons se réunissaient donc sur la place d'armes d'une petite ville forte du royaume, afin de sonner la retraite ; les chiens de la ville s'y rendaient aussi. Le roulement des tambours ne produisait rien sur eux ; mais aussitôt que les clairons commençaient à sonner, tous se mettaient à donner l'unisson, c'est-à-dire à hurler de telle sorte, que leurs notes étaient pour le moins aussi déchirantes que celles des troupiers instrumentistes.

Un jour, le tambour-major, grand homme.... de taille... se mit en tête de faire cesser cet abus. Il menaça d'abord de sa canne les perturbateurs. Voyant que le geste restait sans effet, il voulut employer les moyens rigoureux, et courut sur eux pour les frapper. Mais les chiens s'enfuirent à son approche, et d'autres revinrent hurler de plus belle jusque sur ses talons. Notre tambour-major courait à droite, à gauche, en avant, en arrière, suait à grosses gouttes, sans pouvoir faire éprouver aux mutins la bonté de son énorme jonc; malgré son savant moulinet, tous ses coups portaient à faux. Les spectateurs riaient; le tambour, piqué jusqu'au vif dans son amour-propre de major, lança maladroitement sa canne sur les fuyards, et atteignit un gamin de 14 ans qui, en se frottant les jambes, se mit à hurler plus fort que les chiens... Sur ces entrefaites, la femme du major, aussi basse en taille qu'il était haut, ayant aperçu son mari écumant de colère, haletant, rouge-violet, les yeux sortant de la tête, dans un état voisin de l'apoplexie, voulut venir à son secours; elle se jette à sa rencontre et s'embarrasse dans ses jambes; le major trébuche, chancelle, tombe sur un pavé pointu et se relève avec le nez sanglant, l'œil poché... Il fut beau dans sa chute, dit-on; il se releva la tête haute, et marcha devant ses tambours, la canne à la main, sans donner signe de douleur.

Sa petite femme eut aussi sa part de contusions; la sonnerie de la retraite fut souvent interrompue par l'indiscrète hilarité des clairons et des tapins. Bon nombre de bourgeois se tenaient les côtes à force de rire, beaucoup en eurent le hoquet.

A dater de ce jour, il fut expressément défendu aux propriétaires de chiens, sous peine d'amende et même de confiscation, de les laisser paraître sur la place d'armes, au moment de la retraite.

MAGNÉTISME

OU

PROJECTION DE LA VOLONTÉ.

On entend par ce mot l'action puissante, irrésistible qu'un être exerce sur un autre, en lui imposant sa volonté, sans avoir besoin du geste ou du langage pour la lui manifester; c'est-à-dire que Paul exige mentalement que Pierre exécute tel ou tel acte, et Pierre est forcé de l'exécuter. Ainsi que le serpent fascine le frêle oiseau, l'étourdit de ses regards et le force à descendre de branche en branche jusqu'à sa gueule, de même le fort qui projette sa volonté sur le faible, le contraint à une obéissance passive; avec cette différence que le serpent agit par le regard ou le sifflement, tandis que l'homme n'opère strictement que par la volonté.

Certes, cette action si prodigieuse de la volonté humaine, devant laquelle se dresseront les doutes ou qu'on niera comme impossible, cette puissance n'existe point chez tous les hommes; elle n'est le privilége que d'un petit nombre; comme aussi les sujets réunissant les conditions exigées pour recevoir cette projection sont encore plus rares que les sujets magnétiques ordinaires. L'impressionnabilité de leur organisation doit être montée à un degré supérieur et voisin de l'état maladif. Il est en outre nécessaire que l'homme qui projette ait, après plusieurs tentatives isolées sur son sujet, acquis la conviction profonde de l'infaillibilité de ses moyens ; et, de même que le magnétiseur ordinaire, il doit être doué d'une foi aveugle dans sa toute-puissance.

Un homme de science, attaché à notre armée d'Afrique, et connu par d'intéressants travaux, magnétisait un jeune Maure en lui faisant numérer les doigts de sa main : au quatrième doigt la voix de l'enfant s'embarrassait, et le sommeil le gagnait avant qu'il eût compté le cinquième. Ce magnétiseur éprouva, dans diverses circonstances, son pouvoir projectif : tantôt, lorsque le petit maure voulait aller jouer, il s'opposait à sa sortie par le sommeil ; d'autres fois, le voyant entrer dans sa chambre avec un plateau garni de tasses à café, il l'arrêtait à la porte, immobile comme une statue. Un jour l'enfant fut conduit dans une maison voisine et enfermé sous clé, avec deux incrédules qui désiraient constater le fait. Malgré les conversations qu'ils eurent avec lui, pour le tenir éveillé, malgré les distractions bruyantes dont ils l'entourèrent, le petit Maure s'endormit tout-à-coup. Alors les deux témoins tirant leurs montres se convainquirent qu'à telle heure, telle minute, ainsi qu'on en était convenu, la projection avait eu son effet.

Dans les nombreux villages de nos départements, quelques vieilles femmes et vieux mendiants réputés sorciers se servent avec succès de leur faculté projective, comme moyen d'industrie. Les uns disent être doués d'un pouvoir *galactofuge*, les autres *fébrifère*, *purgatif*, etc... c'est-à-dire qu'ils ont le pouvoir d'arrêter le lait des nourrices, de donner la fièvre, la diarrhée.... Remarquez bien que ces projections ne réussissent pas sur tous les villageois, par la raison que toutes les organisations ne sont point susceptibles d'éprouver le même ébranlement. Mais les gens de la campagne ne font pas attention aux sorts *avortés*, ils ne comptent que ceux qui ont *porté.* Voici comment opèrent ces industriels redoutés :

Lorsque, par un motif quelconque, et ce motif est le plus ordinairement un cadeau, une aumône qui se fait trop longtemps attendre, la sorcière s'est décidée à jeter le maléfice; elle passe et repasse plusieurs fois devant la porte de la victime, y fixe de sombres regards et, grommelant des mots inconnus, termine par une affreuse grimace. Les personnes qui l'ont aperçue ne manquent pas de dire à la voisine, si c'est une nourrice :

— Prenez garde, commère, la vieille a passé, marmottant quelque horrible parole de sabbat, avec sa bouche grimaçante ; elle a regardé votre porte avec ses yeux de serpent ; prenez garde qu'elle n'ôte le lait à votre nourrisson !

Si c'est une personne convalescente : — Prenez garde, lui dit-on, que la vieille ne vous recontinue la maladie !

Le meilleur moyen d'échapper au sort, est de

contenter la sorcière ; on prend généralement ce parti; sans cela les personnes faibles et superstitieuses subissent sa pernicieuse influence.— J'ai vu deux nourrices dont le lait avait été subitement tari par un maléfice semblable. Il faut dire aussi que ces deux femmes semblaient impropres à l'allaitement, pour deux raisons ; d'abord à cause de la surexcitabilité de leur constitution , ensuite parce que leur superstitieuse crédulité les portait à s'effrayer de tout.

On objectera, sans doute, que l'ignorance, la crainte et la frayeur sont le grimoire où les sorciers vont puiser leurs secrets; c'est aussi ma pensée. — Il est presque démontré que le moindre dérangement dans la santé d'une nourrice influe sur la quantité et la qualité de son lait; de même pour les convalescents de fièvre, de diarrhée.... ce qu'ils ont le plus à redouter, c'est une rechute. Cependant, la difficulté n'est pas entièrement résolue par ce raisonnement. Si le malade, par exemple, convalescent de fièvre, est maléficié d'un rhumatisme ;—si la nourrice, conservant son lait, est maléficiée d'une migraine, contrairement à l'ordre de la prédisposition que nous venons d'établir, que répondre ?... Ensuite, pourquoi l'action de la volonté de ces prétendus sorciers, ou, pour mieux être compris, pourquoi l'effroi qu'inspire leur colère, produirait-il si souvent l'effet demandé ? Ainsi, en accordant une grande part à la frayeur, on ne doit pas rejeter cette action inconnue, mystérieuse de la volonté, qu'exercent certaines personnes sur leurs semblables.

L'observation suivante, que j'écris sous les yeux de trois témoins oculaires, m'a semblé être le degré le plus avancé auquel ait pu, jusqu'ici, atteindre la puissance de la volonté. Si cette série de projections continuées pendant trois-quarts d'heure, est un fait réel, et il faut le croire, puisqu'il est attesté par des hommes qui, non seulement n'ont aucun intérêt à le faire accepter, mais qui doutent encore de ce qu'ils ont vu ; si ce fait est réel, dis-je, on sera forcé d'avouer que le magnétisme nous ouvre une des portes par lesquelles nous devons entrer dans le mystérieux sanctuaire de la vie inconnue.

Les deux acteurs de cette scène miraculeuse sont M. Anténor *** et Mlle Ophélie***. Le développement crânien d'Anténor accuse une fermeté, une volonté à toute épreuve, une foi opiniâtre dans la puissance de son individualité.

Ophélie, jeune personne de dix-neuf ans, délicate et timide à l'excès, dénote une constitution sujette aux vapeurs et au somnambulisme.

Les témoins sont des hommes mûrs, versés dans les sciences physiques, profonds observateurs et habiles à expliquer les phénomènes soumis à leur investigation.

Anténor, artiste musicien distingué, cédant aux instances du Baron de ***, s'était décidé à donner des leçons à Mlle Ophélie, sa fille. Déjà plusieurs fois, Anténor avait cru remarquer l'influence que sa volonté exerçait sur sa jeune élève, et en tirait profit pour la mettre en voie de progrès. Il finit par prendre un ascendant étrange, une autorité presque absolue, à laquelle Ophélie n'essaya jamais de se soustraire. Lorsque fatiguée, au milieu de sa leçon, elle manifestait le désir de cesser, un seul regard du maître la forçait à continuer, et si elle s'arrêtait encore, un nouveau regard la remettait en train; ses doigts voltigeaient légèrement sur le clavier, sans jamais frapper une touche à faux. Insensible aux éloges qu'on lui prodiguait, elle ne s'arrêtait plus, jouait toujours et, le morceau terminé, elle le recommençait. Un jour, le professeur, étonné de cette ardeur insolite, lui adressa la parole; elle ne répondit pas; alors l'examinant avec une surprise mêlée de crainte, il la trouva dans l'état suivant : le torse raide, les yeux grands ouverts gardaient une fixité constante; pas la moindre expression de vie dans les traits; sa face blanche, inanimée, représentait un beau marbre, le mouvement semblait avoir quitté ce corps grêle pour passer dans les doigts, qui couraient sur les octaves avec une rapidité surprenante.

Anténor fut effrayé; il la tira vivement par le bras en s'écriant : — Ophélie, souffrez-vous?

La jeune fille tressaillit sur son siége par un mouvement brusque et rapide, comme si elle se fût réveillée en sursaut.

— Je suis bien fatiguée, répondit-elle, j'éprouve un mal de tête affreux. — La leçon fut discontinuée.

Les mêmes phénomènes se présentèrent aux leçons suivantes. L'immobilité d'Ophélie, son recueillement, sa muette ardeur toutes les fois qu'elle approchait du piano, n'avaient point échappé à l'œil du père qui s'en réjouissait, espérant voir bientôt le talent de sa fille monter au degré de la virtuosité. Il s'en entretint avec le professeur; celui-ci, après différentes questions adressées au baron, resta frappé de la coïncidence entre les heures où Ophélie se mettait à étudier, et celles pendant lesquelles il pensait à elle. La veille d'une journée où, devant une société d'amis invités par le père, Ophélie exécuta brillamment des morceaux difficiles, le professeur se ressouvint qu'il avait pensé plusieurs fois avec inquiétude, à la manière dont son élève s'en tirerait en face d'une réunion si nombreuse, elle si timide, si facile à déconcerter. Chaque fois que cette pensée lui était venue, il avait désiré fortement qu'Ophélie répétât les morceaux à l'étude. Il en fit part au baron qui se mit à rire.

De retour à son domicile, Anténor, presque sûr de l'influence de sa volonté, voulut acquérir une conviction entière. Il prit sa montre, marqua l'heure et prononça d'une voix impérative :

— Ophélie, mettez-vous au piano et répétez votre leçon, je l'exige; vous ne cesserez que lorsque je vous le dirai.

Au bout d'une demi-heure : — Très bien, reposez-vous.

Un instant après : — Recommencez. .. vous paraissez fatiguée; faites encore une pause..... Maintenant, assez!

Le lendemain, Anténor parla au baron de son essai, et lui demanda si mademoiselle Ophélie s'était conformée à ses volontés? On lui répondit affirmativement.—Le professeur soumit, encore une fois, ses observations au baron qui, ne pouvant y croire, arrêta une épreuve pour le jour suivant. — L'épreuve réussit complétement. Plusieurs autres épreuves furent tentées, et obtinrent le même succès. — Stupéfait de ce qu'il voyait, et craignant quelque chose de fâcheux pour sa fille unique, le père s'empressa de consulter un vieux médecin de ses amis, homme dans la science duquel il avait foi.

Le docteur se mit d'abord à plaisanter.

— Ce que vous me dites là est du magnétisme tout pur. Ha! ha ! vous croyez au magnétisme, Baron? Ignorez-vous encore que magnétiseur et jongleur sont synonymes?

— C'est comme vous voudrez, mais le fait dont je vous parle est irrécusable ; j'ai des yeux et des oreilles, docteur !

Le médecin voyant que le consultant le prenait au sérieux, quitta le ton du badinage et reprit : — J'ai un remède infaillible contre la crédulité, je veux dire contre l'affection nerveuse qui menace Mlle votre fille ; mais il est nécessaire que vous me prêtiez votre concours.

— Vous l'aurez, répondit le Baron.

— Il s'agit d'amener votre professeur de musique dans mon cabinet, sans l'avoir prévenu du motif de cette visite. Vous vous rendrez ensuite auprès de votre fille, que vous aurez soin de ne laisser communiquer avec personne. Nous nous ferons assister, l'un et l'autre, de deux témoins, hommes de science et sceptiques surtout ! Les choses ainsi réglées, armé de votre chronomètre et moi du mien, nous prierons M. Anténor d'opérer ses prodiges ; et je vous le certifie d'avance, vous resterez à jamais convaincu que la puissance magnétique prise à l'improviste, tombe d'elle-même. La ruse ainsi dévoilée, votre fille cessera d'obéir à une force occulte, et vous serez le premier à rire d'une croyance qui ne compte aujourd'hui que fort peu de fanatiques.

Le lendemain, Anténor se trouvait dans le cabinet du docteur, en présence de deux témoins. Ophélie, également surveillée par deux témoins et son père, était enfermée dans son appartement. Deux cahiers de papier, de même forme, avaient été préparés de part et d'autre; sur l'un devaient être consignés les ordres du magnétiseur; sur le second, les mouvements et réponses de la somnambule. Lorsque les chronomètres, strictement réglés, marquèrent midi, la séance commença.

En ce moment, Ophélie causait théâtre avec les deux amis de son père, et riait bruyamment des piquantes saillies dont pétillait un vaudeville qu'elle avait vu jouer la veille. Tout à coup la projection lui arriva: ses joues pâlirent, ses traits s'immobilisèrent peu à peu, sa prunelle sembla se pétrifier dans son orbite, et le regard resta invariablement fixe.

Ophélie se leva de la causeuse où elle était assise, alla se placer au piano et attaqua un morceau avec la facilité de l'improvisation. — La lenteur des mouvements automatiques du corps contrastait d'une manière frappante avec l'agilité de ses doigts rapides. Le morceau terminé, elle saisit une chaise qu'elle assura contre le mur, monta dessus pour atteindre un volume enfoncé dans une petite bibliothèque d'acajou, le prit, sans rien déranger, redescendit de la chaise, et se tenant debout au milieu de l'appartement, déclama un des beaux passages du *Roi s'amuse;* puis, lançant avec humeur le volume contre le parquet, elle dansa une figure de contre-danse, mais lentement et comme contrariée; ensuite elle vint se rasseoir sur sa causeuse; des sanglots gonflèrent sa poitrine et ses yeux laissèrent tomber quelques larmes.

Le pauvre père déjà fortement ému, voulut arracher sa fille à la funeste influence qui la dominait et briser, par le réveil, cette volonté de fer à laquelle Ophélie obéissait. Les témoins s'y opposèrent et parvinrent à le contenir.

Le calme reparut bientôt sur les traits d'Ophélie; elle ouvrit un échiquier, plaça elle-même les pions sur les cases, et son père eut la faveur d'être battu le premier par elle, qui ne connaissait que l'alpha du jeu. Les deux amis furent successivement battus, par des combinaisons qu'ils avouèrent très-savantes. Après cette triple victoire, elle partit d'un grand éclat de rire, ce qui égaya un peu le pauvre Baron, et elle se replaça au piano, où elle exécuta un air guerrier ressemblant à une marche triomphale. Immédiatement après, la somnambule descendit à un petit parterre que l'on cultivait pour elle, en face des croisées de l'hôtel. Elle parcourut, avec adresse et précaution, les sentiers sinueux, sans fouler les plates-bandes, arrosa quelques fleurs, en cueillit d'autres, puis remonta à son appartement avec un bouquet fort bien arrangé, qu'elle plaça dans un vase. Elle ouvrit sa boîte à dessin et, d'une main assurée, commença l'esquisse des fleurs.

Pendant qu'elle dessinait, le témoin qui, dans le cabinet du médecin, était chargé d'annoter les volontés de M. Anténor, lui fit cette demande :

— Monsieur, voudriez-vous avoir la complaisance d'ordonner à mademoiselle Ophélie d'écrire sur son papier nos noms et prénoms?

— Cet ordre ne serait point exécuté, répondit le professeur, je ne puis projeter une volonté étrangère; il est nécessaire que toutes les idées communiquées à mon élève naissent spontanément dans mon esprit; les idées qui me seraient suggérées par un autre ne parviendraient point à la somnambule. Je puis, si vous le désirez, faire écrire le nom des fleurs composant le bouquet, et même lui demander quelques vers sur leur langage allégorique. — Les témoins consentirent.

Ophélie abandonna son dessin pour écrire sur le même papier le nom des fleurs, dans l'ordre suivant :

Rose. — Immortelle. — Narcisse. — Jasmin. — Bouton d'or. — Lilas. — Jonquille. — Anémone. — Hyacinthe.

Lorsqu'elle eut fini d'écrire, elle déclama ces vers, en désignant du doigt chaque fleur :

La rose est le portrait d'une jeune beauté,
Elle en a tout l'éclat et la fragilité.
Ne craignant rien du temps la tranquille immortelle,
Est le symbole vrai d'une amitié fidèle.
Le narcisse dépeint un insensé désir,
Et l'amoureux jasmin demande le plaisir.
Le bouton d'or annonce avarice et richesse,
Le lilas, en rameau, la gaîté, la jeunesse.
Cette frêle jonquille, à la pâle couleur,
Est l'emblême de la langueur....

La somnambule prononça lentement ce dernier vers, fit un mouvement de tête, puis ajouta, avec un soupir :

— Je me reconnais dans cette fleur...... frêle, pâle et languissante, ce sont bien les caractères de ma constitution chétive...... Pauvre jonquille, si tendre et si mignonne, à peine les yeux se sont-ils tournés vers toi que ces tristes paroles arrivent sur les lèvres : — Demain elle ne sera plus...... hélas! j'aurai ton sort......

Après cette tirade, la somnambule s'approcha d'une glace, se peigna, natta ses cheveux, lissa ses bandeaux d'une symétrie irréprochable; puis alla prendre un grand voile de tulle brodé, semblable au voile d'une jeune épousée ; elle le fixa avec une épingle d'or sur les tresses de sa grecque, et s'agenouilla, en joignant les mains, de même que si elle allait se mettre en prières. Tout-à-coup elle se leva brusquement et dit avec impatience :

— Non, non, je ne puis me marier... ma con

stitution ne comporte point le mariage.... j'en mourrais.... O mon père! vous qui m'aimez tant... vous ne m'y forcerez pas....

Elle garda le silence pendant quelques minutes, et semblait écouter une voix qui lui parlait..... Sa physionomie exprima une indicible tristesse; un sourire plein de mélancolie s'arrêta sur ses lèvres;... elle prononça ces mots interrompus par des intervalles, comme si elle répondait à des questions :

— Un épithalame!... Ce chant n'est pas pour moi,... célébrer la vie et la santé, tandis que je suis faible et maladive..... Poète, c'est un chant de mort qui me convient... une épitaphe... Une épitaphe! cela vous effraie; vous êtes attendri, vous pleurez de voir une pauvre jeune fille sonder, de ses yeux, les noirs abîmes de la tombe... se faner au matin, elle qui souriait à l'existence... Des fleurs! des fleurs!... oui, j'aime les fleurs.... Vous voudriez cacher ma tombe sous un tapis de fleurs... Hélas! dessous n'est-ce pas toujours la tombe.... la tombe masquée par des fleurs.. Les tièdes brises du printemps ont cessé de souffler pour moi ; je frissonne déjà sous le vent glacé des hivers...

Elle se tut de nouveau..

Toujours l'épithalame! recommença-t-elle avec un geste d'impatience ; mais cessez, je vous en prie; je viens de vous dire que le mariage serait ma mort.. pourquoi cette obstination?.. Voyons, composez mon épitaphe. Vous ne vous en sentez pas la force ?... Je serai donc obligée de la composer moi-même.... Prenez votre crayon, écrivez :

Comme la fleur qu'un bouton vit sortir,
Naître, briller pendant une journée;
Languir le soir, se faner, puis mourir,
Ce fut ma destinée !

Le père, ne pouvant plus tenir à cette scène douloureuse, s'élança tout larmoyant au cou de la somnambule :

— O ma fille, ma fille ! s'écria-t-il en l'embrassant, reviens à toi, repousse au loin ce sommeil infernal qui pèse sur ta tête.

Ophélie, brusquement réveillée, poussa un cri déchirant et s'évanouit dans les bras de son père. Ce ne fut qu'après une heure de secours et de soins empressés, qu'elle revint à elle. Il fallut la mettre au lit, où elle resta quatre jours offrant des symptômes nerveux très-alarmants.

Immédiatement après la séance, le Docteur et les deux témoins se rendirent chez le Baron. Les deux cahiers furent scrupuleusement confrontés, lus et relus avec la plus minutieuse attention ; on ne put trouver la moindre interversion, la plus petite erreur. Toutes les projections inscrites se rapportaient exactement à tous les mouvements, gestes, actions et paroles de la somnambule. De part et d'autre on se regarda stupéfait, ahuri !... On ne pouvait attribuer au hasard la coïncidence qui existait entre cette longue série de volontés strictement exécutées ;

et comme les témoins n'étaient pas de ceux qui ajoutent foi à la sorcellerie et aux miracles de notre époque, ils se contentèrent d'avouer le fait physiquement inexplicable, mais refusèrent, toutefois, de le constater, craignant, sans doute, les railleries des hommes sérieux.

Il est fâcheux que ni les uns, ni les autres n'aient voulu autoriser l'inscription de leurs noms, qui eussent été d'un grand poids en cette circonstance.

MAGNÉTISME.

OU

CONTAGION DE L'EXEMPLE.

Il est dans la vie humaine des journées d'espoir et de découragement, d'amour et d'indifférence ; j'ajouterai des jours où l'homme bon éprouve plus vivement le besoin des bonnes œuvres, comme le méchant se sent plus disposé à faire le mal. Dans ces instants où le désir est au cœur, l'exemple suffit pour déterminer l'acte.

Les statistiques criminelles comparées prouvent que si les crimes, contrairement à la loi du progrès, augmentent quelquefois au lieu de diminuer, cette augmentation est due au funeste exemple donné par des misérables, à d'autres individus faciles à recevoir la contagion. Si l'exemple du crime gagne les êtres déjà prédisposés, une compensation consolante se montre dans les actes opposés; c'est-à-dire que l'exemple de la vertu ramène souvent dans le droit sentier les êtres faibles ou passionnés qui s'en étaient écartés. Le penchant à l'imitation a sa place marquée dans notre organisation : ainsi que l'écho renvoie le son qui le frappe, de même beaucoup d'hommes répètent avec conscience ou machinalement ce qu'ils ont vu faire; c'est ce que nous allons prouver.

A certaines époques, les suicides se multiplient d'une manière si effrayante, que plusieurs médecins en ont cherché la cause dans certaines influences atmosphériques; ils ont observé que les vents du sud rendaient le suicide plus fréquent. Cela est très-possible; mais le magnétisme de l'exemple offre une causalité moins équivoque. En effet, lorsqu'un individu, qui se nourrit d'idées sombres, a vu s'évanouir sa dernière espérance; lorsque, déçu dans ses affections, dans ses intérêts les plus chers, il est arrivé peu à peu à cet état déplorable nommé *tœdium vitæ, biophobie*, contre lequel échouent ordinairement les efforts combinés de la médecine du corps et de l'âme, la contagion de l'exemple devient alors cause efficiente du suicide. Mes souvenirs de jeunesse me fournissent un fait bien triste à ce sujet.

Six étudiants, ayant chacun au bras une grisette du quartier latin, étaient allés, en partie joyeuse, à la Chaumière du Mont-Parnasse, alors très-renommée. Après les plaisirs de la danse vinrent les rafraîchissements, le punch; on rit, on chanta, on se querella ; puis le raccommodement eut lieu, on se donna la main; les boudeurs embrassèrent leurs grisettes, un seul refusa obstinément de faire la paix avec la sienne, parce qu'elle avait dansé avec un autre étudiant sans sa permission. Julie, la jeune fille, dévouée, sensible à l'excès, comme le sont beaucoup de grisettes, essaya quelques minauderies, puis quelques reproches... elle se vit encore repoussée. Le rouge de l'amour-propre lui monta au visage, elle se tut en dévorant une larme. La gaîté était revenue parmi la troupe; on recommençait à boire, à rire de plus belle, lorsqu'une femme de connaissance, venant à passer près des grisettes, fut invitée à se rafraîchir.

— Vous ne savez pas, mes bonnes amies, dit-elle d'un accent ralenti par la tristesse ; oh ! c'est affreux....

— Eh bien ! quoi ! parlez donc ? demandèrent plusieurs voix.

Elle s'assit à côté des plus curieuses et donna

cette nouvelle : — La bonne et gentille Noémi, que nous aimions toutes, s'est asphyxiée la nuit dernière.... de désespoir d'avoir été abandonnée par son vaurien d'étudiant.

— Pauvre jeune fille! dirent les grisettes, elle était si bonne enfant et si jolie!.... Et plusieurs s'essuyèrent les yeux.

— Tiens, c'est vrai! s'écria Julie, sortant tout à coup de sa préoccupation, je n'y pensais pas.... c'est si vite fait....

Tous les regards se portèrent sur Julie qui baissa la tête et garda le silence. Personne ne comprit le sens de ces étranges paroles.

Les étudiants rentrèrent dans Paris chantant de joyeux refrains; les femmes chantaient aussi; Julie seule resta muette et pensive.

Le lendemain, la portière n'ayant point vu descendre à l'heure accoutumée sa jeune locataire, monta à sa mansarde, et ne trouva plus qu'un réchaud mal éteint, et sur le lit un cadavre....

La mort de Julie se répandit promptement dans le quartier, et les jours suivants, quatre autres grisettes se suicidèrent également.

Au temps où le fanatisme religieux proclamait le célibat et la vie hérémitique comme le plus haut degré de la perfection humaine, on vit des milliers d'individus s'isoler dans d'affreuses thébaïdes, ou peupler des couvents déjà trop nombreux.

Après que le célèbre Origène eut opéré sur sa personne une atroce mutilation, le nombre des fanatiques qui suivirent son exemple s'augmenta si considérablement, que des conciles se tinrent à Nicée, Arles et Genève, pour arrêter cette hideuse épidémie.

Les sorciers du moyen-âge, les soi-disant possédés du diable, donnaient, avec un sang-froid extraordinaire, leurs membres aux tenailles du bourreau ou aux flammes du bûcher. Si nous remontons aux premiers martyrs de la doctrine évangélique, nous les verrons marcher triomphants à la mort, supporter des tortures inouies sans laisser échapper une plainte, un gémissement. Madame Plantin, dont nous avons parlé plus haut, accusait au moins la sensation d'un léger chatouillement pendant que le couteau de l'opérateur lui enlevait le sein malade; s'il faut en croire les chroniques, certains martyrs, conduits en troupe au supplice, se laissaient taillader, scier, broyer le corps, sans plus bouger que des cadavres. Ce courage surhumain, ce mépris de la douleur ferait croire à une insensibilité physique, à une dysesthésie complète, si le magnétisme de l'exemple ne venait nous les expliquer. — Un seul de ces infortunés venait-il à abjurer la foi nouvelle pour se soustraire à la mort, aussitôt la défection avait lieu parmi les autres; ils retournaient aux dieux du paganisme. Le fait suivant assiéra cette opinion.

Parmi les néophytes chrétiens qui furent saisis dans les cryptes de Corinthe et envoyés à

Rome pour être livrés aux bêtes féroces, se trouvaient deux jeunes filles d'une rare piété : Ipsylie et Nélida. Leur amitié ne datait que depuis peu de jours, et on les sépara aussitôt leur emprisonnement. Après un mois, Ipsylie fut retirée de son cachot et traînée aux arènes. On l'attacha à un poteau avec plusieurs autres femmes; mais Nélida, sa compagne, ne s'y trouvait point. Un tigre énorme s'élança tout à coup, d'un bond tomba sur une victime et la dévora. A l'affreux craquement des os d'un corps humain, au sang qui rejaillit sur son visage, Ipsylie sentit son courage mollir... Elle invoqua Vénus!.... Ce cri fut entendu par de nobles dames Romaines, qui assistaient en partie de plaisir à ces horribles scènes. Sur un signe qu'elles firent, un gladiateur sauta dans l'arène, courut droit au tigre, et lui enfonça dans le flanc gauche toute la longueur de son fer. Mais avant d'expirer, le terrible animal s'élança sur le gladiateur, le renversa du poids de son corps, et d'un coup de museau lui ouvrit le ventre. Ipsylie fut détachée, et conduite près des nobles dames qui s'étaient intéressées à son sort. Bientôt on amena d'autres victimes, parmi lesquelles se trouvait Nélida.

— Abjure! lui cria Ipsylie, invoque Vénus et tu seras sauvée.

Nélida, pour réponse, regarda le ciel avec un ineffable sourire.

Quatre lions affamés se précipitèrent, en rugissant, dans l'arène; un instant après, le beau corps de la jeune Corinthienne n'était plus qu'une masse informe, horriblement déchirée, à peine recouverte de quelques lambeaux sanglants....

Magnétisée soudain par ce frissonnant exemple, Ipsylie se leva du banc où elle était assise, et se jeta dans l'arène, criant :

— O mon Dieu! pardonne-moi un instant de faiblesse..., ô Nélida ! nous allons nous revoir dans les....

Elle n'eut pas le temps d'achever, un lion lui broya le crâne sous ses puissantes mâchoires.

Un artiste peintre, qui s'était livré à l'industrie des lithographies coloriées, m'a raconté que dans son atelier, où l'on comptait une vingtaine de jeunes filles coloristes, il avait été, plusieurs jours de suite, témoin de scènes fort curieuses.

Parmi ces jeunes filles, dont plusieurs étaient hystérique, une, contrariée par sa voisine, fut saisie d'attaques, avec soupirs saccadés et grincements de dents. Pendant qu'on lui donnait des soins, trois autres, la voyant se débattre contre le mal hystérique, tombèrent sur le plancher, en proie à des attaques semblables. — Le lendemain la même scène se renouvela ; mais le nombre des convulsionnaires fut doublé. — Les jours suivants, la contagion de l'exemple gagnait toujours et menaçait d'envahir tout l'atelier. Le peintre se crut alors obligé de congédier trois à quatre coloristes qui d'ordinaire donnaient le branle. Cette sage mesure une fois exécutée, les autres jeunes filles, n'ayant plus l'exemple magnétique devant les yeux, restèrent parfaitement tranquilles.

Nous avons dit que l'exemple du vice est contagieux; par une opposition compensatrice, souvent l'exemple d'une bonne œuvre stimule les êtres indifférents ou à pitié stérile, et les force à coopérer au bien. L'anecdote suivante, qu'on prête aux trois premiers acteurs de l'ancien théâtre Feydeau, et qui leur fait honneur, en fournit encore une preuve.

La foule se précipitait dans le magnifique jardin de Tivoli, où tout était plaisir, parfums et harmonie. L'orchestre jouait, les danses s'entrelaçaient folles et bruyantes; de tous côtes la joie bourdonnait; ce jour là il y avait grande fête à Tivoli. — Près de la porte d'entrée, un pauvre aveugle stationnait avec sa fille âgée de quinze ans : elle pinçait de la harpe et son père chantait. Madame Damoreau-Cinti, Martin et Ponchard, vinrent à passer près d'eux ; la célèbre chanteuse eut la curiosité de jeter un regard sur la sébile du pauvre aveugle ; elle était vide..... De tant de monde qui passaient et repassaient par là, emportés par le plaisir, personne n'avait peut-être fait attention au nécessiteux ; hélas !...

— Une excellente idée ! une idée d'artiste, s'écria Madame Damoreau, en s'adressant à ses deux compagnons ; il faut que vous me prêtiez votre concours pour la mettre à exécution ? La complainte de l'aveugle n'a pu jusqu'à présent lui attirer ni auditeur ni aumône ; éprouvons si, pour son compte, nous serons plus heureux que que lui ?

Martin et Ponchard consentirent en souriant. Damoreau prit la harpe de la jeune fille, et les célèbres artistes entamèrent un trio délicieux.

Les passants s'arrêtèrent ; une épaisse ceinture se forma autour de l'aveugle qui, lui aussi, écoutait dans une vive admiration. Lorsqu'on sut le nom des chanteurs, on battit des mains, des bravos multipliés s'élevèrent de toutes parts. Le bruit de cette scène se répandit bientôt au centre de Tivoli, on déserta les danses, les jeux, les rafraîchissements, tout le monde se porta en masse de ce côté; la foule devint immense.

Après avoir chanté plusieurs morceaux et reçu les applaudissements qu'ils méritaient, madame Damoreau saisit le chapeau de l'aveugle et commença le rôle de quêteuse. Personne ne se fit tirer l'oreille; l'exemple une fois imprimé, tout le monde jetait dans le chapeau, très-peu de sous, beaucoup de monnaie blanche et quelques pièces d'or. Cet élan de générosité gagna même les plus avares, et arriva à un tel degré d'intensité, qu'on se bouscula, on se sauta par dessus les épaules, une quantité de mains étaient levées en l'air, montrant leur offrande. Le chapeau fut rempli et vidé plusieurs fois dans le sac du pauvre aveugle.

La quête terminée, Mme Damoreau dit à ses compagnons émerveillés du résultat : — A notre tour, messieurs, de donner l'obole à l'indigent ; elle mit dans la sébile une pièce d'or ; Martin et Ponchard s'empressèrent de l'imiter. Alors elle se tourna vers la jeune fille et en lui remettant sa sébile où brillaient trois belles pièces d'or :

— Tiens, mon enfant, ceci t'appartient, entends-tu, ton père n'aura aucun droit dessus ; c'est pour renouveler ton chapeau, ta robe et ton fichu ; ils sont vieux et fanés, tandis que toi, tu es jeune, jolie... adieu, ma fille...

Les trois généreux artistes se donnèrent le bras et s'éloignèrent accompagnés des bénédictions du pauvre, suivis des acclamations de la foule.

— Honneur à vous, artistes ! qui vous servez si bien des talents que vous donna le ciel. Puissent ceux qui vous ressemblent par le savoir et le cœur, essayer quelquefois un aussi bienfaisant magnétisme ?

Nous rapporterons ici, comme appartenant au magnétisme de l'exemple, une danse convulsive que pratiquent certaines femmes Mauresques de l'Algérie, danse qui est accompagnée de soupirs, de cris, et se termine par une prostration de forces, un affaissement subit du corps sur le sol. — Ces danses étaient secrètes autrefois, les femmes seules y assistaient; depuis l'occupation française, quelques curieux ont pu pénétrer dans ces mystérieux gynécées, et être témoins oculaires des contorsions auxquelles se livrent les danseuses africaines. Voici comment les choses se passent :

Dans le fond d'une chambre longue et obscure, une vieille femme ayant réputation de sorcière, se tient accroupie sur ses talons, en face d'une cassolette allumée où elle jette de l'encens; trois à quatre autres femmes tout aussi laides, tout aussi ridées, assises sur des nattes, les jambes croisées, sont armées de pots de terre à large ouverture recouverte d'un parchemin, espèce de tambour sur lequel elles frappent en cadence afin de soutenir et d'accompagner la danse. Les femmes qui viennent pour la première fois avec la ferme volonté d'entrer en danse, se tiennent de chaque côté de la chambre, et déjà impressionnées par les récits merveilleux qu'on leur a fait, surexcitées par la scène qu'elles ont devant les yeux, elles regardent attentives et attendent en silence.

Une femme, habituée à ces convulsions, s'avance devant la cassolette où l'encens fume, se penche dessus, en aspire des bouffées, se redresse la face rouge, les narines ouvertes, la poitrine gonflée, et après quelques contorsions, se penche et aspire de nouveau la fumée aromatique; puis au son des tambours, dont la mesure marche avec lenteur, elle commence à remuer le bassin et à agiter les bras. Bientôt la musique augmente de force, de vitesse, et les mouvements de la danseuse augmentent d'action; arrive un moment où les musiciennes frappent avec fureur sur leurs tambours, précipitent, saccadent la mesure en vociférant un chant infernal qui ressemble à des hurlements. Les mouvements de la danseuse deviennent de plus en plus rapides ; les convulsions commencent : les traits s'animent, l'œil brille, la tête se renverse en arrière, les bras se tordent, les articulations craquent, toute l'organisation s'agite et frémit ; enfin, la danseuse finit par tourner sur elle-même avec rapidité, et tout à coup tombe sur le sol en exhalant un cri déchirant.

Il ne faut pas croire que cet état soit simulé, ainsi que l'est celui de certaines magnétisées qui donnent, chez nous, des séances publiques; les danseuses Mauresques agissent tout de bon ; il est rare qu'en tombant, une convulsionnaire ne se fende la tête, ou ne se fasse quelques larges contusions. Un médecin qui les a explorées dans cet état, a trouvé les symptômes suivants : peau froide, pouls imperceptible, vermiculaire, se perdant peu à peu; les battements du cœur ne pouvaient être saisis, même à la région précordiale; les yeux restaient ouverts, les prunelles immobiles, les traits étaient crispés, décolorés, les mâchoires serrées, les lèvres blafardes; la raideur du torse et l'inflexibilité des articulations, jointes à l'insensibilité du corps entier, offraient les caractères d'un cadavre raidi par la mort, depuis quelques heures. Ce médecin pinça fortement plusieurs parties du corps, enfonça une épingle dans les chairs, sans que la convulsionnaire donnât signe de douleur.

Lorsque la danseuse est tombée, les vieilles musiciennes pratiquent avec la main des frictions sèches sur sa poitrine, et l'emportent dans un autre appartement.

Une autre femme se présente aussitôt, les vieilles recommencent à frapper sur leurs tambours; cette nouvelle danseuse imite, dans ses gestes et ses mouvements, celle qui l'a précédé, et comme elle, tombe sur le sol, dans un état absolument semblable. Ainsi se succèdent les femmes qui sont présentes; souvent plusieurs se lèvent à la fois, ne pouvant résister à l'entraînement, et toutes passent par les mêmes phases de la danse convulsive, toutes s'évanouissent et tombent, offrant les mêmes phénomènes.

Pendant une de ces danses, une fille de onze ans qu'on avait tenue éloignée de la scène, étant parvenue à s'échapper, vint épier les danseuses. Tout à coup on vit cette enfant franchir le seuil de la porte, entrer en danse comme les autres femmes et tomber raide sur le plancher. On crut un instant qu'elle était morte; cependant à force de secours on la rappela à la vie; mais elle éprouva plusieurs jours de suite, des attaques de nerfs, suivies d'un profond assoupissement.

Ces faits prouvent que le magnétisme de l'exemple agit violemment sur l'organisation humaine, et que les êtres faibles ou prédisposés se sentent entraînés, malgré eux, à l'imitation.

Chez les peuples d'Afrique, une croyance superstitieuse s'attache aux causes de cette danse convulsive : les uns affirment que les danseuses sont possédées de l'esprit malin ; d'autres, au contraire, prétendent qu'elles communiquent avec le ciel et voient l'avenir se dérouler à leurs yeux. Les chroniques algériennes rapportent que, deux années avant l'occupation française, plusieurs de ces danseuses prédirent, pour 1830, la prise d'Alger et la fuite du dey. Beaucoup de Maures, qui n'ont point quitté la ville depuis cette époque, attestent l'authenticité de cette prédiction.

On voit par là que si les somnambules européennes possèdent l'inappréciable faculté de dévoiler l'avenir, les danseuses africaines lisent tout aussi bien qu'elles dans le livre du destin. Ce qui prouve que la jonglerie est de tous les âges, de tous les pays, qu'elle exploite et exploitera toujours les êtres crédules et superstitieux.

Le magnétisme de l'exemple agit plus souvent et plus généralement qu'on ne pense : — La gaîté se communique comme aussi la tristesse. —Dans une salle d'épileptiques, un d'eux vient-il à être saisi d'attaques, ses voisins ne tardent pas à l'imiter, et quelquefois la contagion se communique à toute la salle. — L'exemple du luxe donne des goûts de luxe qui deviennent funestes à bien des personnes, surtout aux femmes. — Le spleen est épidémique en Angleterre. — Le vice se donne comme la gale; rien n'est plus facile que de contracter les défauts d'autrui. — Les parents, les moralistes, les instituteurs et tous ceux qui veillent à l'éducation de la jeunesse, ont soin de prêcher à leurs élèves de fuir les mauvais exemples et de rechercher les bons.

On pourrait s'étendre longuement sur cette matière; mais d'après ce qui précède, nous pensons que la contagion de l'exemple est suffisamment démontrée.

Avant de terminer, hâtons-nous de le dire, les opinions en faveur ou contre le fluide magnétique sont loin d'être établies sur une base certaine; elles se combattent sans conclure. Il serait à désirer que des hommes spéciaux se livrassent à l'étude de cette partie phénoménale de l'économie humaine. Plusieurs tentatives avaient été faites à ce sujet; mais le merveilleux dont s'entourait le magnétisme, dans ces derniers temps, a subitement arrêté les investigations sérieuses pour n'en laisser voir que le côté ridicule et mensonger : peut-être un rayon de lumière percera-t-il, plus tard, les épaisses ténèbres qui nous cachent cette puissance mystérieuse.

EXTASE.

—

Deux autres phénomènes se passent encore dans les organes encéphaliques : *l'extase* et *l'hallucination* ; on pourrait, en quelque sorte, les nommer rêves en pleine veille ; rêves durant lesquels toute l'action vitale se concentrant au cerveau, plusieurs sens se taisent, quoique éveillés.

L'extase est une contemplation profonde sans aucune apparence de sommeil ; l'individu garde une immobilité de statue ; les yeux sont grands ouverts, sans aucun mouvement du globe ni des paupières ; les sens sont frappés d'inertie, à l'exception de l'ouïe qui persiste. L'extatique, tout entier à une seule pensée, à la contemplation d'un être imaginaire, paraît insensible au stimulus extérieur, tant que dure l'accès : il s'entretient avec des génies, des anges ; parle, chante, sourit et sa physionomie offre l'expression d'une ineffable béatitude. Les fumeurs d'opium en Orient donnent une idée de cette singulière affection. Selon eux, l'extase est un état d'ivresse, une heure féerique pendant laquelle il est permis à l'homme de quitter un instant la terre, pour aller s'immiscer aux voluptés des Dieux; malheureusement l'hébétude et d'autres maladies graves ne tardent point à succéder à l'usage de l'opium.

J'ai vu plusieurs fois à Smyrne un Turc, marchand de tabac, qui, après avoir fumé sa chibouque d'opium, restait tout-à-coup immobile, avec un muet sourire sur les lèvres et les yeux attachés au ciel. Les Orientaux respectent cet état d'extase; il ne faut point troubler les joies si innocentes et si pures, disent-ils, et il est expressément défendu de communiquer avec l'extatique. Après avoir fait quelques achats de chibouques, de tabac parfumé et de pastilles du sérail, à ce marchand, je lui demandai ce qui se passait dans son esprit, pendant l'ivresse de l'opium? Il me répondit que l'opium était la clé du ciel de Mahomet.

On cite un jeune poète que les lectures fantastiques jetèrent dans cette affection. Son esprit était toujours à la poursuite des nymphes, des sylphides; son imagination les lui représentait dans toute leur beauté aérienne, dans toute leur voluptueuse coquetterie; il les voyait, leur tendait les bras, leur adressait de douces paroles, des soupirs, et sa figure épanouie exprimait une céleste ivresse. Il y avait une si grande pureté de sentiments dans ses chastes adorations, tant de poésie dans son amour, que bien des femmes venues par curiosité, le voir et l'écouter, eussent désiré trouver un aussi harmonieux langage sur les lèvres de ceux qu'elles aimaient. L'extase passée, notre jeune homme rentrait dans les proses de la vie; tout lui était monotone, insipide; il languissait dans la tristesse et l'ennui jusqu'à ce qu'un nouvel accès vînt lui ouvrir les portes du ciel, et lui montrer ses Déesses, environnées de toutes les splendeurs Olympiennes.

HALLUCINATION.

L'hallucination est aussi un rêve en pleine veille, pendant que tous les sens sont éveillés, que l'oreille entend, que les yeux voient, etc.... C'est la perception d'une image illusoire ou l'audition d'un son qui ne reconnaît point pour cause le stimulus nécessaire à leur production. C'est, à strictement parler, le délire d'un ou de plusieurs sens. Comme l'objet représenté n'affecte point la rétine, le son entendu ne frappe point l'ouïe, la cause doit en être exclusivement attribuée au cerveau. Quelques médecins ont prétendu que ce phénomène dépendait d'une altération organique; mais alors, il n'y aurait plus hallucination. Ainsi l'individu atteint d'une maladie de l'œil nommée *glaucôme*, voit toujours un arc-en-ciel devant lui, mais il le voit en réalité; la cornée, dans cette affection, paraît remplir l'office de prisme, et donne nécessairement le spectre solaire. Le bruit étrange qu'entendit J.-J.-Rousseau depuis sa trentième année jusqu'à sa mort, et qui l'empêcha de dormir, n'était pas non plus une hallucination; ce bruit dépendait d'un anévrysme des artères carotides; donc il était entendu. Au contraire l'auteur des Pensées, le célèbre Pascal, qui voyait s'ouvrir sous ses pieds un abîme prêt à l'engloutir, était frappé d'une hallucination réelle. Cette affection devenue chez lui intermittente, dépendait de la vive frayeur que lui avait causée un accident dont il faillit être la victime. Concluons: les personnes, non malades, qui, éveillées, et les yeux ouverts apercevront devant elles des images, des formes si frappantes de vérité, qu'elles seraient tentées de croire à l'apparition d'êtres fabuleux, ou au retour, sur la terre, de ceux qui ne sont plus, ces personnes, dis-je, seront sous l'influence d'une hallucination reconnaissant pour cause un vif excitement du cerveau : cet excitement est produit à son tour, soit par une idée, un désir opiniâtrement enraciné, soit par l'espoir, la crainte, la terreur... etc... Ce phénomène n'est point exclusif à la vision, chaque sens peut être halluciné : une odeur, une saveur, un son, un contact perçus, sans qu'il y ait eu action préalable d'un stimulus extérieur, sont de vraies hallucinations.

Bien des gens de la campagne vous assurent, de sang-froid, qu'ils ont, pendant une nuit obscure, entendu des bruits de chaînes, des craquements d'os; qu'ils ont été poursuivis par des lutins, de monstrueux loups-garous; qu'ils ont vu des esprits venus de l'autre monde... Ils le certifient avec une sincérité, une bonne foi qui ne laissent aucun doute sur la réalité de l'hallucination. Il arrive souvent que ce sont des gens mal-intentionnés, des voleurs qui se travestissent grotesquement, pour effrayer les gens peureux, et mieux exécuter leurs criminels projets. Dans ce cas, il n'y a point hallucination; elle existe, au contraire, lorsque ces apparitions chimériques sont le résultat de la terreur. Malheureusement, certains hommes appelés, par leurs fonctions, à éclairer la classe ignorante et crédule, se plaisent à l'entretenir dans la plus grossière superstition; et cela, par des motifs d'intérêts personnels, sans doute. Tant pis pour les sots, disent ceux qui s'en moquent.... Sont-ce là les moyens de détruire les préjugés, de répandre les lumières sur cette classe si intéressante et si nombreuse de la société, qui en a un besoin si urgent?

Hallucination causée par les idées superstitieuses.

Pendant un séjour de quelques semaines que je fis chez un ami, petit propriétaire, habitant un gros bourg du midi de la France, j'eus occasion de me trouver souvent avec les maîtres-paysans de l'endroit, braves gens qui n'avaient d'autres défauts qu'une économie outrée, et une ignorance des choses religieuses dégénérant en superstition fanatique. Mon ami prenait plaisir à me faire causer de mes différents voyages; tout ce que je racontais de mes pérégrinations lointaines, semblait des merveilles aux bons paysans. Chaque soir, à la veillée, un nombreux auditoire se réunissait autour de moi, et sans tenir compte de la fatigue et de ma mémoire, qui commençait à s'épuiser, on me priait de raconter toujours.

Parmi mes auditeurs, maître Boudou était le plus attentif, le plus curieux; celui qui adressait les questions les plus naïves et s'enquérait des moindres circonstances, ne laissant rien échapper, cherchant à tout savoir. Cet homme offrait sur son crâne le développement remarquable des organes du merveilleux et du langage; aussi passait-il, à juste titre, pour le premier conteur et le plus beau parleur du village. Un matin, il vint accompagné de mon ami, me trouver dans l'appartement que j'occupais.

— Vous, monsieur, qui avez tant couru et tant vu, me dit-il, vous qui avez causé avec les derviches, les Faquirs, les marabouts, les caloyers et les mages; vous qui avez lu les ouvrages des savants de Memphis et de la Grèce antique; vous qui devez posséder les clés de la gymnosophie, de la grimoirie, de la cabalistie, de l'alchimie, de la sorcellerie et de toutes les sciences occultes; vous enfin qui connaissez tant de choses secrètes et merveilleuses, ne pourriez-vous pas me rendre un service?

— Où diable êtes-vous allé puiser tout cela, maître Boudou; m'écriai-je stupéfait, abasourdi d'entendre sortir ce langage de la bouche du paysan?

— J'ai retenu ces mots d'un vieil ermite, vénéré du pays, et qui m'apprit à lire autrefois, il y a bien longtemps.... Oh! celui-là était un savant; malheureusement pour moi, il mourut trop tôt; sans cela le père Boudou aurait été aussi un savant. Or, comme je suis resté en chemin, et que vous êtes arrivé au puits de science, soyez assez bon pour me donner un secret?

— Lequel, voyons?

— De chasser le *Lutin*?

— D'abord, commencez par me faire savoir ce que vous nommez le Lutin ?

— C'est l'esprit malin qui rôde la nuit autour des maisons, tantôt sous la forme d'un loup-garou, tantôt sous celle d'un singe ou d'une vieille femme, trottinant à cheval sur un balai infect, et qui jette des sorts, des maladies, des maléfices sur les hommes ou sur les bestiaux. Je l'ai frisé de près, moi qui vous parle ; cependant, grâce à la relique de saint Hubert que je porte au cou depuis mon enfance, Dieu merci, mon individu se porte assez bien ; mais il n'en est pas de même de mes bestiaux. Figurez-vous, mon cher monsieur, que depuis trois nuits, cet enragé Lutin fait un tapage infernal dans mon étable ; il monte les chevaux, les force à galoper ; fait claquer les fouets, pique les bœufs, les met en nage ; étouffe les moutons, agneaux et cabris par la mauvaise odeur qu'il fait sortir de son corps ; car, permettez-moi de vous le dire, sauf le respect que je vous dois, ce lutin possède la terrible propriété de venter d'une façon si abominablement puante, que Jacquot, mon pauvre garçon d'étable, a failli en être asphyxié ; nous l'avons trouvé hier tout jaune et presque mort, dans le fenil où il s'était caché.

—C'est un rêve, un cauchemar qne vous nous comptez-là, maître Boudou, interrompis-je en riant.

—Oh! ne riez pas, monsieur; tout ce vacarme effrayant, je l'ai entendu de mes oreilles, ainsi que ma pauvre femme qui tremblait, à mes côtés, pire que la dernière dent de son aïeule. Je vais vous appeler Jacquot, si vous le désirez; il vous dira, lui, comment il se cache la tête dans sa couverture, ferme les yeux et se bouche les oreilles pour ne rien voir ni entendre; voilà trois nuits qu'il grelotte de frayeur, dans le foin, comme s'il avait le verglas au corps, le pauvre garçon.

— N'avez-vous pas eu le courage, la curiosité d'aller voir d'où provenait ce tapage?

— Si fait, monsieur; mais tout était rentré dans le silence, parce que le lutin fuit devant la lumière.

— Eh bien! il faudra, comme préservatif, laisser une lanterne allumée dans votre étable.

— Oui-dà! mais le lutin souffle sur la lumière aussitôt qu'on est endormi, et recommence son sabbat de plus belle; j'en ai plusieurs fois acquis physiquement la preuve.

J'eus beau lui répéter que cela était miraculeux, autrement dit impossible, tandis que tout est naturel dans notre monde extérieur; j'eus beau l'assurer que le vétérinaire lui expliquerait la maladie de ses bestiaux, et que les bruits extraordinaires qu'il avait entendus sortaient de son cerveau timoré; il n'en voulut rien croire. Maître Boudou était un de ces hallucinés tenaces, que l'évidence mathématique n'aurait même pu convaincre. Il jurait sur son âme, avoir vu dans sa jeunesse, en compagnie de l'ermite, un *Labarum* au ciel, semblable à celui qu'aperçut l'empereur Constantin; et tout le village le croyait. — Je vous en supplie, me pressait-il, donnez-moi une formule, un secret, une amulette, ce que vous voudrez, pour chasser ce lutin, mon désespoir. Les prières que j'ai fait dire n'ont rien pu contre lui.... mais vous c'est différent; de vos voyages aux Pyramides, à Tomboctou, vous avez dû rapporter quelque secret infaillible....

— J'allais pouffer de nouveau, lorsque mon ami, par un signe de tête et d'épaule significatif, me fit comprendre que la démonstration la plus évidente serait impuissante à éclairer cet homme; que s'obstiner à vouloir le raisonner était temps perdu. Alors, abandonnant les moyens rationnels, j'employai ceux de l'imagination, non dans l'espoir de le guérir, mais pour le satisfaire.

— Maître Boudou! lui dis-je d'une voix inspirée, vous dont la mémoire a si bien retenu les noms célèbres et magiques qui brillent comme des étoiles dans la nuit des temps ; vous saurez que je ressemble à la Pythonisse de Delphes et à la prophétesse Débora; il faut que je sois pressé, violenté, vaincu pour communiquer aux profanes les secrets de la science inconnue ; secrets sublimes, impénétrables que les Hyérophantes gardaient ensevelis dans le silence du temple.... Maître Boudou ! vous avez prononcé des mots puissants, irrésistibles, qui, si vous saviez vous en servir, vous mettraient sur la trace perdue de la pierre philosophale.... Vous avez évoqué des noms qui feraient danser le soleil et la lune, le ciel et la terre; vous avez soufflé, sans vous en douter, sur le grand nerf sympathico-magique qui unit l'esprit à la matière, c'est-à-dire l'âme au corps... Frère, vous allez être initié : mais prenez garde!... Et souvenez-vous que dans les noirs souterrains du temple d'Isis l'indiscrétion était punie de mort...

Maître Boudou ouvrait de grandes oreilles et une large bouche; ses traits épanouis tournaient à la béatitude, tant était vive sa passion pour une logomachie inintelligible. J'allai prendre une petite boîte contenant de la semence de tabac que j'avais récoltée, comme échantillon, et la montrant au paysan :

— Retenez bien ce que vous allez entendre, continuai-je, vous m'avez dit que l'esprit malin ne pouvait pénétrer dans l'intérieur des maisons que par les fentes des portes ou le trou des serrures ?

— Oui !

—Vous boucherez hermétiquement toutes les fentes de la porte de votre étable ; vous pratiquerez un trou oblique dans son épaisseur, que vous remplirez de cette graine ténue ; vous collerez ensuite un papier de chaque côté du trou, puis à l'heure de minuit, vous et votre valet, armés chacun d'un fouet solide, attendrez derrière la porte, dans l'obscurité.

Le père Boudou se frottait les mains d'aise.

— Vous m'avez dit aussi que le lutin devait

remettre en place tout ce qu'il dérangeait ?

— Oui !

— Toutes les issues étant bouchées, pour entrer dans votre étable, il crèvera nécessairement le papier, dispersera la graine sur le sol et sera forcé de la ramasser, de la remettre à sa place ; pendant ce temps, vous le sanglerez à coups de fouets, et si fort, qu'il perdra, je vous l'assure, l'envie de revenir chez vous. M'avez-vous bien compris?

— Oui ! oui ! répétait-il tout rayonnant, je n'ai aucune peine à comprendre que ce moyen est infaillible, je vous remercie de tout mon cœur, de toute mon ame....

— Maître Boudou, le plus profond secret surtout !

— Oh ! ne craignez rien ; j'en comprends toute l'importance. Après m'avoir serré la main et s'être confondu en remerciements et salutations, il sortit pour aller remplir ponctuellement mes indications.

Quelques minutes avant minuit, je me postai à la porte de l'étable, et lorsque la douzième heure eut sonné à l'horloge du village, je traversa ide part en part, avec mon doigt, le papier qui retenait la graine de tabac. Aussitôt j'entendis des claquements de fouets à faire tinter les oreilles, et maître Boudou criait :

— Fouaille sec, Jacquot ; courage !... Nous le tenons cette fois... Il s'en ressouviendra... Bravo ! fouette ferme... Dieu du ciel ! gigotte-t-il, le gredin... Pique plus fort... Tu es déjà fatigué, Jacquot ?... Imite-moi, courage !... Et au milieu des claquements redoublés, on entendit la voix piteuse du valet qui disait :

— Maître, vous m'avez éborgné d'un coup de pointe.

— Ce n'est rien que cela, frappe toujours ; il faut qu'il y laisse la queue et les oreilles.... Les coups de fouets recommencèrent. Mais un cri de douleur s'échappa du gosier du maître :

— Maladroit ! tu m'as coupé la figure en deux..

Puis un moment après : — C'est égal, fouaille toujours!

Enfin, après une-demi-heure de cris, de piétinements, de sueurs et de fatigue, les claquements cessèrent; le lutin s'était enfui.

Le lendemain, maître Boudou vint me trouver, afin de me remercier encore. Il portait sur son visage les bleus de deux coups de fouets qui avaient dû lui faire voir des chandelles. Le bonhomme nous décrivit longuement les sauts, bonds, pirouettes, cabrioles et grimaces de l'esprit malin pendant qu'on le fustigeait.

— Oh! il a été piqué jusqu'au vif, répétait-il tout satisfait; la correction a été verte; il s'en ressouviendra et ne viendra plus s'y faire pincer.

En effet, le lutin ne reparut plus, c'est-à-dire que maître Boudou et son valet furent guéris de leur hallucination nocturne, au moyen des coups de fouets qu'ils se sanglèrent mutuellement dans le visage.

Hallucination périodique accompagnée de symptômes hydrophobiques, occasionnée par la peur.

Un percepteur ayant domicile et famille au chef-lieu du département, allait chaque mois faire sa recette dans une des six communes de son ressort. Un jour qu'il se trouvait en route, il fut, à la sortie d'un petit bois, mordu par un chien enragé. Les signes de l'hydrophobie ne tardèrent point à se déclarer. Ramené à la ville garotté, le malade fut soigné, traité par plusieurs médecins. Une semaine s'écoula dans des angoisses terribles.... Enfin, soit qu'il dût sa guérison à la nature, soit aux ressources de l'art, au bout d'un mois le percepteur reprit ses occupations.

Six mois après, en repassant au même endroit où il avait été mordu, le souvenir de son accident, l'effroi que lui causa la vue du lieu fatal fut si violent, qu'il ne put aller plus loin et se laissa tomber sur la lisière du bois, en proie aux fureurs de la rage. Rapporté chez lui, on le soigna de nouveau, on le guérit encore. Six mois plus tard, même voyage, même rechute. Enfin, durant trois années consécutives, chaque semestre que son emploi le forçait à passer par ce bois maudit, il devenait enragé.

A la suite des réclamations de sa famille et du certificat des médecins, le ministre ordonna une permutation avec un autre collègue. Depuis ce jour, notre percepteur n'a plus rien ressenti de fâcheux; il jouit d'une parfaite santé et se plaît à raconter quelquefois à ses amis sa terrible aventure.

Deux autres hallucinations, causées par la contention d'esprit.

Un de mes amis venait de perdre une femme adorée ; la douleur profonde qu'il en ressentit le plongea dans une sombre tristesse ; il refusait obstinément les consolations de l'amitié, et ses nerfs étaient d'une irritabilité que rien ne pouvait calmer. Il ne voyait dans le monde qu'une seule image, celle de sa bien-aimée; il n'avait qu'un seul désir, celui de la rejoindre; toutes ses affections, toutes ses pensées se reportaient incessamment vers elle. Plusieurs nuits de suite il rêva qu'il la voyait en proie aux horreurs d'une lente agonie, il entendait le râlement de ses derniers soupirs, et sentait le froid glacé de ses lèvres qu'il baisait. Un matin, resté couché plus tard que d'ordinaire, il ne dormait pas, il avait les yeux ouverts : tout-à-coup, il aperçoit, au pied de son lit, l'objet de ses regrets amers. Elle avait la tête languissamment appuyée sur la paume de ses mains; sa figure était pâle, sa bouche muette, décolorée; ses prunelles vitreuses restaient attachées sur lui; ses traits immobiles exprimaient la tristesse et l'amour. Mon ami éprouvait un charme indicible à contempler cette ravissante image d'une femme adorée. A un mouvement de tête qu'elle fit, il voulut étendre les bras pour la retenir et l'embrasser; mais la forme s'éloigna comme à regret. Il s'élança hors du lit pour la poursuivre... Hélas! elle s'était évanouie dans l'interstice des rideaux. Cette vision dura deux minutes.

Lors de mon séjour en Grèce, j'éprouvai une hallucination à peu près de même durée. Deux sens furent frappés à la fois : les yeux et les oreilles.

Par une de ces belles soirées si tièdes, si amoureusement poétiques, sous le ciel bleu de l'Hellénie, je m'étais couché sur les pelouses fleuries du mont Lycée. Autour de moi se déroulaient d'immenses tapis d'anémones et de chrysanthèmes : on eût dit des montagnes d'or avec leurs collines recouvertes d'un manteau de pourpre. Les oiseaux gazouillaient sous les premières feuilles, les folles brises emportaient au vallon mille parfums, et les derniers rayons d'un soleil mourant jetaient sur cette belle nature leurs teintes mystérieuses. A mes pieds coulait le fleuve Ladon tout panaché de ses roseaux superbes. Je me pris à songer à l'aventure de Pan et de Syrinx. J'étais jeune, impressionnable, riche d'enthousiasme et de doux souvenirs; peu à peu ma pensée traversa les siècles et me porta aux âges héroïques de l'ancienne Grèce. Mes yeux étaient silencieusement attachés sur les rives du fleuve; la vie du corps semblait être suspendue, et l'imagination vagabondait dans les riantes plaines de la mythologie. Au milieu de cette muette contemplation, je distinguai, à quelque distance de moi, un chœur de nymphes dansant au son de la flûte de Pan. Je vis leurs bras s'enlacer, leurs pieds frapper le sol en cadence, et chaque fois que la brise soulevait leurs tuniques légères, mes yeux caressaient les formes les plus suaves, les plus voluptueux contours....

Oh! ce fut une délicieuse hallucination que celle-là; que j'eusse voulu la prolonger! hélas, un simple clignotement de paupières suffit pour tout détruire, tout dissiper. Je me rendis compte des phénomènes relatifs à la vision ; mais ce que j'avais entendu restait inexplicable. Je descendis aux rives du Ladon, afin de pouvoir découvrir le musicien qui jetait au vent ses notes monotones. Après bien des recherches, je m'aperçus qu'à certains endroits de la rive, les roseaux avaient été coupés à d'inégales hauteurs, de telle sorte que les courants d'air, passant sur leurs canons béants, en tiraient des sons variés qui, mêlés au froissement des feuilles, produisaient cette singulière harmonie. Ainsi tout fut expliqué.

Dans un opuscule intitulé *Démon de Socrates*, M. Lelut, médecin surveillant de la division des aliénés de l'hospice de Bicêtre, a rapporté plusieurs observations intéressantes d'hallucinations, au début de la folie. Les hallucinations dont il parle sont un véritable délire sensorial; seulement il y aurait des hallucinations de haut et de bas étage, selon qu'elles affecteraient les hommes de large ou d'étroite intelligence. Il nous offre Socrate comme le prototype des hallucinés célèbres de l'antiquité; tous les grands réformateurs, soit en morale, soit en politique, se présenteraient comme exemples. Ainsi, les devins, les oracles, les prophètes auraient dû leurs facultés divinatoires à une voix intérieure, à une hallucination de haut étage. Ne serait-il pas plus naturel de trouver la causalité de ces prétendues intuitions ou délires pythiques de certains hommes, dans une incessante et forte contention d'esprit sur une idée qu'ils cherchent à faire triompher; ou bien dans la connaissance profonde des faits historiques passés et présents, qui constitue la science des probabilités? Il est notoire que les hautes capacités prévoient les changements qui doivent s'opérer dans la constitution et les mœurs d'un peuple. Cette faculté de prévoir les événements futurs, est tout-à-fait dans le cercle des choses humaines.

Un exemple de ces prédictions basées sur l'enchaînement logique des événements, nous est fourni par Cazotte. Dans le 1er volume de ses œuvres posthumes, La Harpe s'exprime ainsi, au sujet des étonnantes et sombres prophéties de l'auteur du Diable amoureux.

« Il me semble que c'était hier, et c'était cependant au commencement de 1788. Nous étions à table chez un de nos confrères à l'académie, grand seigneur et homme d'esprit. La compagnie était nombreuse et de tout état, gens de cour, gens de robe, gens de lettres, académiciens, etc..... et l'on avait fait bonne chère, comme de coutume; au dessert les vins de Malvoisie et de Constance ajoutaient à la gaîté de la bonne compagnie, cette sorte de liberté qui n'en gardait pas toujours le ton. On en était venu alors, dans le monde, au point où tout est permis pour faire rire. Chamfort nous avait lu de ses contes impies et libertins, et les grandes dames avaient écouté sans avoir même eu recours à l'éventail. De là un déluge de plaisanteries sur la religion; l'un citait une tirade de la Pucelle, l'autre rappelait les vers *philosophiques* de Diderot; tout le monde riait, tous applaudissaient aux lumières que la philosophie répandait sur toutes les classes, et qui allait bientôt opérer une révolution et amener le règne de la liberté en France.

Un seul convive n'avait point pris part à cette joie générale, et avait même laissé tomber, tout doucement, quelques plaisanteries; c'était Cazotte, homme aimable et original.

—Il prend la parole, et du ton le plus sérieux : « Messieurs, dit-il, soyez satisfaits, vous verrez tous cette grande et sublime révolution que vous désirez tant. Vous savez que je suis un peu prophète; je vous le répète, vous la verrez. »

On lui répond par ce refrain connu :

— *Faut pas être grand sorcier pour cela.*

— Soit ; mais peut-être faut-il l'être un peu plus pour ce qui me reste à vous dire. Savez-vous ce qui arrivera de cette révolution, ce qui en arrivera pour vous tous qui êtes ici, et ce qui en sera la suite immédiate, l'effet bien prouvé, la conséquence bien reconnue?

— Ah ! voyons, dit Condorcet, avec son air sournois et niais ; un philosophe n'est pas fâché de rencontrer un prophète !

— Vous, M. de Condorcet, vous expirerez sur le pavé d'un cachot ; vous mourrez du poison que vous aurez pris pour vous dérober au bourreau ; du poison que le bonheur de ce temps là vous obligera de porter toujours sur vous.

Grand étonnement d'abord ; mais on se rappelle que le bon Cazotte est sujet à rêver tout éveillé, et l'on rit de plus belle.

— M. Cazotte, le conte que vous nous faites-là n'est pas si plaisant que votre *Diable amoureux*. Mais quel diable vous a mis en tête ce cachot, ce poison et ces bourreaux ? Qu'est-ce que tout cela peut avoir de commun avec la philosophie et le règne de la raison?

— C'est précisément ce que je vous dis; c'est au nom de la philosophie, de l'humanité, de la liberté, c'est sous le règne de la raison qu'il vous arrivera de finir ainsi; et ce sera bien le règne de la raison; car alors elle aura des temples, et même il n'y aura plus, dans toute la France, en ce temps-là, que des temples de la raison.

— Par ma foi, dit Chamfort, avec le rire du sarcasme, vous ne seriez pas un des prêtres de ce temps-là.

— Je l'espère; mais vous, M. Chamfort, qui en serez un, et très-digne de l'être, vous vous couperez les veines de vingt-deux coups de rasoir, et pourtant vous n'en mourrez que quelques mois après.

On se regarde et l'on rit encore.

— Vous, M. Vicq d'Azyr, vous ne vous ouvrirez pas les veines vous-même; mais après vous les être fait ouvrir six fois dans un jour, à la suite d'un accès de goutte, pour être plus sûr de votre fait, vous mourrez la nuit.

— Vous, M. de Nicolaï, vous mourrez sur l'échafaud.

— Vous, M. Bailly, sur l'échafaud.

— Ah! Dieu soit béni! dit Boucher, il paraît que M. Cazotte n'en veut qu'aux académiciens; il vient d'en faire une terrible exécution; et moi, grâce au ciel.....

— Vous, M. Boucher, vous mourrez aussi sur l'échafaud.

— Oh! c'est une gageure, s'écrie-t-on de toute part, il a juré de nous exterminer tous.

— Non, ce n'est pas moi qui l'ai juré.

— Mais nous serons donc subjugués par les Turcs, par les Tartares? encore....

— Point du tout, je vous l'ai dit, vous serez alors gouvernés par la seule raison. Ceux qui vous traiteront ainsi seront tous des *philosophes;* auront à tous moments, dans la bouche, les mêmes phrases que vous débitez depuis une heure, répéteront toutes vos maximes; citeront, comme vous, les vers de Diderot et de la Pucelle...

On se disait à l'oreille : Vous voyez bien qu'il est fou (*car il gardait le plus grand sérieux*); est-ce que vous ne voyez pas qu'il plaisante? Et vous savez qu'il entre toujours du merveilleux dans ses plaisanteries.

— Oui, reprit Chamfort; mais son merveilleux n'est pas gai. Il est par trop patibulaire. Et quand cela arrivera-t-il, M. Cazotte?

— Six ans ne se passeront pas sans que tout ce que je vous prédis ne soit accompli.

— Voilà bien des miracles! dis-je, heureusement que vous ne m'y mettez pour rien.

—Vous y serez pour un miracle, M. Laharpe, et un miracle tout au moins aussi extraordinaire, répliqua Cazotte; vous deviendrez chrétien.

Grandes exclamations dans la société.

— Ah ! reprit Chamfort, je suis rassuré ; si nous ne devons périr que lorsque Laharpe sera chrétien, nous sommes immortels.

— Pour ça, dit alors madame de Grammont, nous sommes bien heureuses, nous autres femmes, de n'être pour rien dans les révolutions ; quand je dis pour rien, ce n'est pas que nous ne nous en mêlions toujours un peu ; mais il est reçu qu'on ne s'en prend jamais à nous ; notre sexe. .

— Votre sexe, madame, ne vous défendra point cette fois, et vous aurez beau ne vous mêler de rien, vous serez traitées tout comme les hommes, sans aucune différence quelconque.

— Mais qu'est-ce que vous nous dites donc, M. Cazotte, c'est la fin du monde que vous prêchez.

— Je n'en sais rien ; mais ce que je sais, c'est que vous, madame la duchesse, vous serez conduite à l'échafaud, et beaucoup d'autres dames avec vous, dans la charrette du bourreau, avec les mains liées derrière le dos.

— Ah! j'espère que, dans ce cas, j'aurai du moins un carrosse drapé de noir.

— Non, madame, de plus grandes dames que vous iront, comme vous, en charrette et les mains liées comme vous.

— De plus grandes dames... des princesses du sang, peut-être?...

— De plus grandes dames encore.

Ici, un mouvement très-sensible se fit dans la compagnie, et la figure du maître de la maison se rembrunit ; on commençait à trouver que la plaisanterie était trop forte. Mme de Grammont, pour dissiper le nuage, n'insista point sur cette dernière réponse et se contenta de dire du ton le plus léger.

— Vous verrez qu'il ne me laissera pas même un confesseur.

— Non madame, vous n'en aurez point, ni personne ; le dernier supplicié, qui en aura un, par grâce, sera..... Il s'arrêta ici un moment.

— Eh bien! quel sera l'heureux mortel qui aura cette prérogative?

— C'est la seule qui lui restera, *ce sera le Roi de France.*

Le maître de la maison se leva brusquement, et tout le monde avec lui, il alla vers Cazotte et lui dit d'un ton pénétré :

— Mon cher Cazotte, c'est assez faire durer cette facétie lugubre; vous la poussez trop loin, et jusqu'à compromettre la société où vous êtes et vous-même.

Cazotte ne répondit rien et se disposait à se retirer, quand madame de Grammont, qui voulait éviter le sérieux et ramener la gaîté, s'avança vers lui :

— M. le prophète, qui nous dites à tous notre bonne aventure, vous ne dites rien de la vôtre ?

Cazotte resta quelque temps silencieux et les yeux baissés.

— Madame, avez-vous lu le siége de Jérusalem, dans Josèphe ?

— Oh ! sans doute, qui n'a pas lu cela ? mais faites comme si je ne l'avais point lu.

— Eh bien, madame ; pendant ce siége, un homme fit sept jours de suite le tour des remparts, à la vue des assiégeants et des assiégés, criant sans cesse d'une voix sinistre et tonnante : *Malheur à Jérusalem ! malheur à moi-même !* Et le septième jour, au moment où il achevait sa lamentation, une pierre énorme, lancée par les machines ennemies, l'atteignit et le mit en pièces.

A ces mots, Cazotte fit la révérence et sortit.

Le prédictions de Cazotte s'accomplirent rigoureusement ; toutes les personnes à qui il avait dit la *bonne aventure*, périrent pendant la révolution et de la manière annoncée ; lui-même termina ses jours sur l'échafaud.

La Harpe l'athée, le révolutionnaire, fut arrêté et conduit dans les prisons du Luxembourg, où il se convertit. Sorti de prison, il vécut jusqu'en 1803, époque à laquelle il mourut dans les sentiments de piété chrétienne.

Ce fait, si extraordinaire, cessera de l'être, si on cherche à l'expliquer au moyen de la science des probabilités, dont il a été question au paragraphe précédent.

Je termine : Le sommeil est le résultat forcé de la veille, c'est un temps de repos destiné à réparer les organes fatigués par la vie de relation. L'histoire nous apprend que les hommes coururent, de tous temps, après les moyens de se procurer un sommeil doux et paisible; car plus il est calme, plus il est réparateur; au contraire, autant il est agité, autant le physique et le moral s'en ressentent au moment du réveil.

L'expérience semblerait avoir prouvé que certaines substances, prises à l'intérieur, donnent au sommeil des rêves agréables; que d'autres agissent sur le cerveau de manière à provoquer une délirante extase. Les Turcs et les Chinois mâchent ou fument l'opium et obtiennent des songes ravissants; malheureusement, son usage prolongé attaque le système nerveux et engourdit l'intelligence. On prétend que *l'aconit-napel* développe de riantes idées, ouvre l'esprit et donne à l'imagination un prodigieux élan.

Hérodote dit que les Scythes s'enivraient en respirant l'odeur qu'exhalaient les graines de chanvre jetées sur des pierres rougies au feu. Schaw rapporte que certaines tribus Arabes fument un mélange de feuilles de chanvre et de chènevis concassé, dans le but d'obtenir une somnolence accompagnée de douces rêveries. L'odeur de la jusquiame provoque aux querelles et aux rixes : on trouve dans le dictionnaire de médecine de l'*Encyclopédie méthodique* plusieurs exemples qui tendent à prouver ce fait. Le plus remarquable est celui de deux époux qui vivaient depuis longtemps dans la plus parfaite harmonie ; il arriva un jour qu'ils se querellèrent dans la chambre où ils travaillaient ensemble ; ils eurent de fréquentes envies de se battre. Au sortir de leur travail, ils se regardèrent honteux et confus de leurs emportements, ne sachant à quoi les attribuer. Le lendemain et les jours suivants, mêmes dispositions à la rixe; ils ne pouvaient rester une demi heure dans cette chambre sans s'invectiver, se menacer. Les émanations qui s'échappaient d'un paquet de graines de jusquiame, placé près d'un tuyau de poêle, étaient la cause de ces querelles journalières. Le paquet enlevé, les époux n'éprouvèrent plus ces fâcheux transports.

— L'extrait de belladone appliqué sur une plaie, cause une espèce de délire accompagné de visions. Une goutte de ce suc introduit dans l'œil, occasionne l'ambliopie ou duplicité des images.

— L'onction magique employée par les sorciers, les plongeait dans un sommeil lourd pendant lequel ils se croyaient transportés au lieu du sabbat, et assistaient aux scènes les plus étranges, les plus extravagantes. Porta et Cardan ont indiqué deux recettes; l'une a pour base le solanum somniferum, l'autre est principalement composée de jusquiame et d'opium.

— André Laguna, médecin du pape Jules III, se servit d'une pommade trouvée chez un sorcier, pour oindre une femme sujette à de longues insomnies. Quelques heures après l'onction, cette femme s'endormit d'un sommeil qui dura trente-six heures, et quand on la réveilla elle se plaignit de ce qu'on l'arrachait si tôt aux embrassements d'un amoureux.

—Les philtres, poudres et pommades que vendaient les charlatans de Grèce et d'Italie étaient composées de substances aphrodysiaques.

— Les prêtres de Mithra, d'Isis et de Cérès faisaient préalablement avaler certaines drogues aux initiés, pour exalter leur imagination et provoquer de véritables hallucinations. Ils rendaient l'action de ces drogues plus active, en préparant les sujets par des macérations et des jeûnes de plusieurs jours, et surtout par des récits merveilleux qui frappaient vivement leur esprit, et les prédisposaient aux visions d'un sommeil délirant.

Il serait à désirer qu'on pût découvrir un agent qui, sans nuire à la constitution, procurât un sommeil tranquille et fît passer dans les rêves, ces gracieuses images qui jettent au cœur leurs doux enchantements. Alors, pour tant d'infortunés qui portent, jusque dans les rêves, le poignant souvenir de leurs misères, ce serait un bienfaisant remède : non-seulement, pour quelques heures, ils oublieraient leurs souffrances, mais ils croiraient tremper leurs lèvres à la coupe des joies inconnues. Ainsi, pendant le sommeil ils vivraient de la vie heureuse; au réveil, hélas! ils reprendraient la vie des douleurs, en attendant l'heure des beaux rêves.

Théorie du fluide électro-sympathique.

J'essaierai de compléter ce traité, en traçant l'exposé d'une théorie sur l'agent ou fluide *électro-sympathique*. Les phénomènes qui émanent de ce fluide sont assez fréquents pour arrêter l'attention; mais regardés, généralement, comme l'effet du hasard ou de l'éventualité, ils passent inaperçus, sans qu'on cherche sérieusement à en découvrir la source. Au moyen de cette théorie, basée sur un grand nombre de faits, peut-être parviendrai-je à jeter quelque lumière sur le côté le plus frappant et, jusqu'ici, le plus obscur des *rêves prophétiques;* je veux parler de leur réalisation.

J'ai recueilli une foule d'exemples d'un mouvement nerveux se passant dans l'organisation humaine, et qui ne tient ni du songe, ni de l'hallucination. Ce mouvement se fait soudainement sentir et, selon la cause agissante, est accompagné de douleur ou de bien-être, de joie ou de tristesse : un muet étonnement succède à ce phénomène, puis l'économie rentre dans sa voie naturelle.

Bien des personnes ont éprouvé ces sortes d'accidents et n'y ont prêté aucune attention, parce que la cause leur en est restée cachée; d'autres, au contraire, profondément émues, ont cru découvrir une précision frappante de l'heure où un événement s'est passé avec celle de leur intuition : pour ces personnes, le souvenir en reste ineffaçable.

Existerait-il dans le corps humain un fluide,

une émanation qui, certaines circonstances données, se dégagerait de même que l'électricité au sein de l'atmosphère? On le nommerait fluide *électro-sympathique* ou *électro-antipathique*, selon son effet attractif ou répulsif. Une fois dégagé de l'être humain, ce fluide courrait dans l'atmosphère jusqu'à ce qu'il eût rencontré son lieu d'élection, et agirait plus ou moins vivement, selon son degré d'intensité, selon l'état météorologique de l'air, la distance parcourue et la plus ou moins grande impressionnabilité de l'individu qui en serait frappé. Remarquons bien que toutes les constitutions ne sont point aptes à ressentir ses effets : il faut dans le système nerveux une exquise sensibilité, peut-être une irritabilité excessive et voisine de la maladie.

Au moment où l'organisme humain est violemment ébranlé par une cause morale ou physique, il est à présumer que le corps dégage des émanations inappréciables à nos sens.

Ces émanations, provoquées par des causes opposées, doivent aussi avoir des qualités, des propriétés opposées. Ainsi, les émanations qui s'échapperont pendant la joie auront une action tout à fait contraire à celle des émanations exhalées pendant la tristesse; il en sera de même pour la crainte, l'espérance..... et toutes les affections qui secouent vivement notre économie.

Supposons qu'une cause agissant sur le système nerveux d'un individu, en fasse dégager le fluide électro-sympathique; soudain il s'établit un courant qui parcourt, avec la rapidité de la pensée, l'espace compris entre le lieu de départ et le lieu qu'il va frapper : alors le phénomène se manifeste. Citons à l'appui plusieurs exemples :

Lord Byron voyageait dans la Grèce occidentale, tout-à-coup son guide est pris d'un tremblement nerveux, puis d'un affaissement de forces qui l'oblige à se coucher. Comme Byron l'interrogeait sur la cause de cet accident, le guide lui répondit :

— Seigneur, il doit se passer, non loin d'ici, quelque chose d'affreux ; si vous m'en croyez, nous nous arrêterons un moment. Il y a deux ans je fus saisi de convulsions semblables, et le retard qu'elles me firent éprouver à me rendre dans un village de l'Argolide, me sauva la vie. A la même heure, les hordes Turques en massacraient les habitants !....

Le sceptique Byron se mit à sourire et attendit impatiemment que le Grec eût retrouvé ses jambes. Après une demi-heure, ils poursuivirent leur route. A une lieue de là, ils aperçurent des traces de sang, et plus loin huit cadavres, encore palpitants, étendus sur le sol. Le Lord parut un instant surpris de la prophétie de son guide, mais l'attribua bientôt à l'éventualité ; cependant, plus tard, il consigna ce fait dans ses écrits.

La femme d'un officier de l'Empire vivant retirée, dans une petite ville de province, pendant que son mari était sous les drapeaux, éprouvait dans le sein droit une douleur lancinante de quelques minutes, chaque fois que celui-ci recevait une blessure, et cette douleur était d'autant plus intense que la blessure de son mari était plus grave. L'officier fut blessé onze fois, sur différents champs de bataille, et onze fois les mêmes phénomènes sympathiques se répétèrent dans le sein de l'épouse.

Deux amis d'enfance, dont l'un avait suivi la carrière des armes et l'autre était entré dans la robe, avaient éprouvé plusieurs fois des effets sympathiques très-marqués. L'avocat étant un jour en soirée, éprouve une douleur subite qui lui traverse la poitrine et défaille dans les bras des personnes qui l'entourent. Un moment après, il revient à lui, cherche en vain la cause d'une si atroce douleur : un médecin qui se trouvait près de lui, dit que cela dépendait probablement de la compression d'un filet nerveux par une violente contraction musculaire. Mais le lendemain, l'avocat ouvre une lettre qui lui apprend que, la veille, son ami avait eu le corps traversé, de part en part, dans un duel au réverbère.

Deux jumeaux âgés de quatorze ans, l'un placé dans un collége, à quarante lieues, l'autre vivant dans sa famille, offraient les phénomènes sympathiques les plus extraordinaires : lorsque le collégien avait été puni par le maître, ou battu par ses petits camarades, son frère devenait triste, tout à coup, et pleurait sans savoir pourquoi; toutes les fois que l'un était gai, content, l'autre manifestait également une grande joie. Il arriva que celui qui vivait chez ses parents tomba malade; quelques jours après on reçut la nouvelle que son frère était alité à l'infirmerie du collége. Ces effets se renouvelèrent fréquemment durant la vie, et ne cessèrent qu'à la mort de l'un d'eux.

Deux jeunes sœurs offraient des phénomènes non moins curieux : l'une faisait son apprentissage chez une couturière, l'autre servait comme bonne d'enfant. Chaque fois que l'apprentie couturière se piquait le doigt de son aiguille, la bonne poussait, malgré elle, un cri convulsif.

La femme d'un joueur passionné éprouvait, chaque fois que son mari allait jouer, des alternatives de joie et de tristesse si violentes qu'elle en était essoufflée, malade. Ces alternatives étaient absolument en rapport avec les gains ou les pertes du joueur : s'il gagnait elle était gaie; elle se sentait triste s'il perdait.

Un autre exemple passé sous mes yeux :

C'était sous la tente, en Afrique : après des chants et quelques libations pour égayer les ennuis du bivouac, mon camarade et moi nous nous endormîmes heureux du présent, insouciants de l'avenir. Au milieu de la nuit je fus tout à coup réveillé par des soupirs déchirants, des plaintes étouffées et ces paroles au bout d'un cri plaintif : Mon Dieu que je souffre ! je me sens mourir.... »

Je me levai soudain et questionnant mon camarade sur ses douleurs, dont l'invasion avait été si subite, il me répondit : — « J'éprouve un mal affreux ; on dirait qu'une main de fer fouille dans mon crâne et me broie le cerveau ; je me sens horripiler de la tête aux pieds...... hélas ! hélas !... je tombe dans un affaissement moral que rien ne saurait exprimer.... ce sont peut-être les angoisses de ma dernière heure... »

Je le regardais effrayé : ses yeux étaient fixes, sa physionomie exempte de toute altération morbide portait l'empreinte d'une profonde tristesse. Dix minutes après, le calme le plus complet avait succédé à ce vertige ; il se rendormit profondément jusqu'au lendemain. A son réveil, il ne ressentait aucune douleur, aucun malaise ; il était aussi bien portant que la veille. Le premier mot qu'il m'adressa fut pour m'exprimer son étonnement sur les souffrances de la nuit, qui l'avaient frappé comme un coup de foudre, et s'étaient presque aussitôt dissipées. « C'est chose bien étrange, me disait-il, avoir tant souffert sans cause connue, et ce matin pas le moindre malaise ? c'était peut-être un rêve... »

Quinze jours s'étaient à peine écoulés, qu'une lettre, à bordure noire, vint lui apprendre que le même jour, à la même heure, sa mère était décédée, et que son agonie n'avait duré que dix minutes.

Les phénomènes fournis par les exemples que nous venons de citer, ont nécessairement une causalité; des observations exactes et minutieuses faites sur les personnes qui les ont présentées, prouveraient, peut-être, l'existence de cette puissance occulte, insaisissable; de ce quelque chose d'inconnu que nous avons nommé fluide *électro-sympathique*, en raison de ses effets intimes et de la soudaineté de son action, qui ne peut être comparée qu'à celle de l'électricité.

Trois autres faits pour démontrer que la cause agissante étant de différente nature, les effets sont différents.

M. Gustave B...., fils naturel d'un homme haut placé, avait vécu dans l'aisance jusqu'à l'âge de trente ans. A cette époque, son père mourut : peu de temps après, des contestations survenues entre les enfants légitimes et lui, au sujet de leurs prétentions sur sa fortune, l'avaient entraîné dans plusieurs procès ruineux. Epoux et père, M. Gustave, malgré ses veilles prolongées, pouvait à peine suffire à la subsistance de sa famille; aussi, maudissant sa naissance et nos lois imparfaites, son caractère s'était assombri, ses traits avaient revêtu une morne tristesse. Enfin un dernier procès survint; il se vit menacé d'être réduit à la mendicité. Rassemblant alors un reste de forces et d'espoir, il se rendit dans la capitale, où devait se débattre son affaire. Un homme habile plaida sa cause, et non seulement son procès fut gagné, mais on lui restitua une partie des biens qui lui avaient été antérieurement enlevés. A cette décision de la Cour, ne pouvant contenir son émotion, ni résister à l'excès de sa joie, il défaillit et resta comme privé de vie. Son épouse qui, depuis longtemps, attendait de ses nouvelles dans les angoisses et les pleurs, fut, à la même heure, saisie d'une indéfinissable expansion de bonheur. Ses larmes se tarirent subitement ; son cœur palpita d'une manière inaccoutumée; il se passait en elle un mouvement si extraordinaire, qu'elle courut embrasser ses enfants et leur dit comme inspirée :

— Dieu, mes enfants, a exaucé nos prières; l'étrange émotion que j'éprouve me fait pressentir quelque chose d'heureux ; espérons ! espérons.....

Trois jours après M. Gustave B... était dans leurs bras, et cette intéressante famille se livrait aux transports de la joie la plus vive.

Un marin, prisonnier de guerre, qui gémissait, depuis trois ans, sur les pontons d'Angleterre, parvient à s'échapper : en touchant la terre natale, il s'écrie : Salut ! belle France..... je reverrai donc ma femme et mes enfants; et aussitôt il se met à courir, de toutes ses forces, pour gagner son village, situé sur le littoral, à trois lieues de l'endroit où il avait abordé.

Sa pauvre femme, au moment où son mari débarquait, donnait à manger à ses enfants en bas âge ; elle qui, depuis si longtemps, languissait dans la tristesse et les pleurs, est brusquement saisie d'un rire convulsif dont elle ne peut modérer les éclats ; en proie à un mouvement violent de joie inaccoutumée, elle perd connaissance et rit toujours.

Une voisine, qui se trouvait près d'elle, effrayée de ces bruyants transports, court chercher l'officier de santé du village; celui-ci, après quelques tentatives infructueuses pour arrêter cette convulsion, lève les yeux au ciel, et la croit folle... Le marin entre tout-à-coup, se jette au cou de sa femme et le rire s'éteint aussitôt dans des flots de larmes.

Un jeune littérateur, de constitution nerveuse et dont le cerveau s'exaltait facilement, m'a plusieurs fois raconté que, pendant les six mois d'incendie que l'amour alluma dans son cœur, il avait éprouvé des émotions extraordinaires, des intuitions incroyables.

La première fois, dans une promenade solitaire, il sentit des pulsations heurter violemment sa poitrine ; il eut chaud et froid; ses jambes tremblèrent, sa respiration s'entrecoupa de longs soupirs, tout son être frémit! il fut forcé de s'asseoir. Comme il cherchait à découvrir la cause de ces accidents insolites, il aperçut dans le lointain l'objet de son ardente passion. Afin de s'assurer qu'il n'était point sous le charme d'une douce hallucination, il s'approcha d'elle, en obtint un mystérieux regard, et s'éloigna tout émerveillé de ce qu'il venait d'éprouver.

La deuxième fois, dans un bal, le même groupe de symptômes vinrent l'assaillir; il y rencontra également son amante. Enfin, dans tous les lieux où, sans le savoir, il se trouvait près de celle qu'il adorait, sa présence lui était révélée par cette rapide et vive émotion.

Nous rapporterons textuellement un dernier exemple de pressentiment, tiré d'un ouvrage intitulé : *Traité des erreurs et des préjugés,* où l'auteur, M. Gratien de Sémur, qu'on ne saurait, certes, accuser de crédulité, est forcé d'avouer qu'il est quelques rares exemples de pressentiments justifiés.

« Dans notre enfance, nous avons plusieurs fois vu au milieu de notre famille, une dame d'une quarantaine d'années qui se nommait madame de Saulce ; son mari était un riche colon de Saint-Domingue. Tous deux, vers l'époque de la révolution, étaient venus s'établir en France. M. de Saulce fit aux îles plusieurs voyages, pendant lesquels sa femme restait à Paris. Madame de Saulce était une fort bonne femme, toute simple, point nerveuse, ne tenant aucunement à ces imaginations à l'envers qui se frappent aisément. Pendant le dernier voyage de son mari, étant un soir dans une compagnie où elle faisait une partie de cartes, tout à coup elle s'écria, en tombant à la renverse sur son siége : — M. de Saulce est mort !.... On s'empresse autour d'elle, on lui démontre ce qu'une pareille vision a nécessairement de faux, et sa raison prend le dessus. Toutefois, elle ne pouvait, dans la solitude, secouer le pressentiment qui l'écrasait, et elle attendait des nouvelles de son mari avec une affreuse anxiété. Elle en reçut de favorables; mais leur date était antérieure au jour de son intuition. Enfin, une lettre arriva de Saint-Domingue, cachetée en noir, et dont la suscription n'était pas de la main de M. de Saulce. La lettre était d'un autre colon, et adressée à une tierce personne, pour atténuer la violence du coup que Madame de Saulce devait ressentir au récit d'un événement tragique. M. de Saulce était mort assassiné par des nègres, le jour même où Madame de Saulce ressentait le coup qui frappait son mari. Ce double événement attesté par plus de vingt personnes bien posées dans le monde, est un de ceux qui frappèrent le plus vivement nos premières années. Dix ans s'étaient écoulés depuis, lorsque nous vîmes Madame de Saulce toujours revêtue du deuil éternel auquel elle s'était vouée. »

« Que dire de pareils faits? Rien n'en peut démontrer l'exactitude ou en prouver la fausseté; il faut croire ou ne pas croire. Cependant on peut jusqu'à un certain point les appuyer sur des présomptions puisées dans des exemples analogues, et qu'une autorité comme celle de Sully a mis en dehors de toute contestation.

« Il n'est que trop constant, dit Sully, dans ses Mémoires, que le Roi eut le pressentiment de sa cruelle destinée. Plus il voyait approcher le moment du sacre, plus il sentait la frayeur et l'horreur redoubler dans son cœur; il venait l'ouvrir tout entier à moi, dans cet état d'amertume et d'accablement dont je le reprenais comme d'une faiblesse impardonnable; ses propres paroles feront une tout autre impression que tout ce que je pourrais dire :

— « Ah! mon ami, me dit-il, que ce sacre me déplaît! je ne sais ce que c'est; mais le cœur me dit qu'il m'arrivera quelque malheur. »

Il s'asseyait en prononçant ces paroles, et livré à toute la noirceur de ses idées, il frappait des doigts sur l'étui de ses lunettes en rêvant profondément. »

La déclaration de Sully suffirait pour ne point mettre en doute le pressentiment qui fit sentir au cœur de Henri IV la pointe du poignard dont il devait être assassiné ; nous pourrions cependant l'appuyer sur des autorités presque également recommandables. L'Etoile et Bassompierre, dans leurs Mémoires, rapportent les mêmes particularités. Hâtons-nous néanmoins d'ajouter que les rares exemples de pressentiments justifiés ne doivent être accueillis que comme des exceptions, termine M. G. de Sémur; sur dix mille pressentiments, s'il s'en vérifie un, on le cite, il fait fortune, tandis que le grand nombre de ceux qui avortent passe comme non avenu.»

D'abord nous objecterons à M. P. de Sémur, qu'il nous importe fort peu que les pressentiments soient par dix mille ou par unités, pourvu qu'un nombre suffisant aient été constatés comme ayant eu lieu et pouvant se renouveler encore; cela nous suffit pour établir l'existence du pressentiment vérifié comme un fait positif. — M. de Sémur, qui n'a sans doute point fait une étude particulière de la physiologie du système nerveux de chaque tempérament, de chaque idiosyncrasie, n'a point également pris garde aux conditions physiques et morales que doit présenter l'individu pour éprouver ces mouvements intimes nommés pressentiments, intuitions; s'il se fût livré à cette étude, il aurait vu que les sujets ainsi organisés sont très-rares, et que les intuitions ne se comptent point par dix mille : un individu n'offre ce phénomène que quelques fois pendant la durée de sa vie. Nous ferons observer, enfin, qu'il n'y a que les pressentiments accompagnés de circonstances graves qui étonnent, émeuvent et s'incrustent profondément dans la mémoire; les autres passent inaperçus, sans qu'on y prête attention.

Si l'existence du fluide électro-sympathique était admise, on expliquerait d'étonnants phénomènes ; tous les faits que nous venons d'exposer, auxquels on ne peut assigner une cause et qu'on rejette par delà les sphères du merveilleux, deviendraient naturels. Alors on saurait pourquoi on aime une personne, à la première vue, tandis que, pour telle autre, on éprouve une subite aversion ; pourquoi on se sent entraîné, plus tard, vers l'être qui nous avait déplu d'abord, et qu'on s'éloigne au contraire de celu qui nous avait attiré ; alors enfin serait trouvée la mystérieuse et puissante théorie des sympathies et des antipathies.

DE L'ÉLECTRICITÉ.

Comme cet opuscule est destiné à l'usage de toutes les classes de la société, autant pour satisfaire la curiosité que dans un but de distractions instructives, nous en consacrerons les dernières pages à l'explication rapide des phénomènes électriques les plus connus. Quelques lecteurs, frappés des rapports d'analogie, d'instantanéité entre certains phénomènes dus à l'électricité proprement dite et ceux qu'offre l'électro-sympathisme, exposé au chapitre pré cédent, découvriront peut-être la chaîne mystérieuse, dont chaque anneau représente la vie d'un être; chaîne immense où toutes les vies se touchent et semblent subordonnées les unes aux autres.

L'électricité, dont la source est inconnue, se manifeste à l'homme par des phénomènes de lumière et de chaleur. Plusieurs théories furent proposées, dès sa découverte, pour expliquer ses étonnants effets; celle de Franklin, aussi simple qu'ingénieuse, réunit longtemps un grand nombre de suffrages, mais est aujourd'hui généralement abandonnée pour l'hypothèse modifiée de Symmer.

D'après cette dernière théorie, tous les corps renferment en plus ou en moins un fluide particulier nommé fluide naturel ou neutre; le sphéroïde terrestre en est le réservoir. Le fluide naturel, qui n'est que la combinaison de deux fluides, l'un positif ou vitré, l'autre négatif ou résineux, n'a aucune action par lui-même. Mais aussitôt que l'un des deux fluides se sépare de l'autre, les phénomènes électriques se manifestent.

L'électricité se développe dans les corps de différentes manières, par le frottement, la pression, la chaleur et le contact.

Par le frottement. Il suffit de frotter une baguette de verre ou un gros bâton de cire pour leur communiquer des propriétés électriques très sensibles. La baguette de verre frottée avec un tampon de papier gris, donnera, dans l'obscurité, une faible lumière; en présentant le doigt à son extrémité, on peut en tirer de faibles étincelles; le bâton de cire laisse plus difficilement échapper l'étincelle, mais si on l'approche du visage on éprouvera une sensation semblable à celle que produirait le contact d'une toile d'araignée. Le succin, *électron*, d'où dérive le mot électricité, le verre, la cire, la tourmaline et un grand nombre d'autres corps, après avoir été préalablement frottés, attireront les corps légers, puis les repousseront lorsqu'ils leur auront communiqué leur électricité, en vertu de cette loi, que les électricités de même nature se repoussent, tandis que les opposées s'attirent. Pour déterminer le genre d'électricité acquise par le corps soumis au frottement, il faut l'approcher d'un autre corps auquel on aura communiqué une électricité connue. Le frottement offre cela de particulier, que l'un des corps est électrisé positivement, et l'autre négativement; la machine électrique ordinaire nous en fournit un exemple : le plateau se constitue à l'état positif, les coussins à l'état négatif.

Par la pression. Un disque de métal pressé contre du taffetas gommé et relevé ensuite avec un isoloir, donne des signes d'électricité. Divers minéraux, tels que la topaze, le mica, le quartz, le spath et une foule d'autres, pressés entre les doigts, présentent les mêmes phénomènes.

Par la chaleur. Plusieurs substances minérales, la tourmaline surtout et quelques hyacinthes, après avoir été légèrement chauffées, jouissent de la vertu électrique.

Par contact. Deux métaux appliqués l'un contre l'autre acquièrent des propriétés électriques. C'est sur ce principe qu'a été construite la pile de Volta. L'un des métaux dégage le fluide vitré, l'autre le fluide résineux ; l'extrémité de la pile terminée par l'élément cuivre, se nomme pôle négatif, l'élément zinc constitue le pôle positif.

Les piles Voltaïques servent à pratiquer une foule d'expériences de haut intérêt pour la science, telles que la décomposition de certains corps jusque-là réputés simples, l'incandescence et la fusion de métaux les plus réfractaires, et même leur vaporisation,.... etc.

On divise les corps de la nature en bons et mauvais conducteurs. Dans la première classe sont tous les métaux, le bois humide, le charbon végétal, l'eau, surtout l'eau acidulée; les corps des animaux vivants,... etc. Dans la seconde classe, se trouvent au premier rang les résines et es corps vitreux ; viennent ensuite la soie, la laine, les graisses, etc... On pourrait dire qu'il n'existe point de corps absolument non-conducteur; ainsi l'air sec, reconnu pour être un mauvais conducteur, en devient un très-bon lorsqu'il se sature d'humidité.

Lorsqu'on désire accumuler de fortes charges électriques, on a recours à un appareil composé de plusieurs bouteilles de Leyde, nommé batterie électrique; l'étincelle qui en jaillit, en détonnant violemment, tue les oiseaux et les petits animaux; la décharge d'une plus forte batterie pourrait foudroyer l'homme.

Au moyen des différents appareils électriques dont nous venons de parler, et de quelques autres, on pratique une foule d'expériences curieuses : la danse et le carillon électriques, le carreau fulminant, la canne et la lampe électrique, l'œuf philosophique, la combustion des métaux donnant de belles flammes de couleurs variées, des détonnations violentes, etc., etc... On sait aussi qu'une personne isolée sur un gâteau de résine ou un plateau de verre, peut être chargée d'électricité, soit avec la machine ordinaire, soit par la percussion réitérée d'une peau de chat bien sèche. Si l'on approche le doigt du corps de cette personne, on en tirera des étincelles accompagnées d'un crépitement et l'on éprouvera une légère commotion. Ces diverses expériences sont maintenant tombées dans le domaine de la physique amusante, qui s'en sert, avec succès, comme moyens récréatifs.

L'étonnante rapidité avec laquelle se propage le fluide électrique a été démontrée par plusieurs expériences : cinquante personnes, se tenant les unes aux autres par la main, ressentent toutes au même instant la commotion électrique, et la dernière personne de la chaîne tressaille en même temps que la première. — Un fil de métal, d'une longueur équivalente à une lieue, transmet instantanément la décharge d'un bout à l'autre. Ainsi, la vitesse du fluide électrique ne peut être comparée qu'à celle de la lumière.

Electricité chez les poissons. — Plusieurs espèces de raies, le silure, le tétrodon, le gymnote surtout, possèdent des propriétés électriques dont ils se servent pour l'attaque et la défense. Le gymnote, espèce d'anguille de cinq à six pieds de long, peut produire quarante à cinquante décharges assez fortes pour étourdir et faire tomber un cheval. M. de Humbold se ressentit toute une journée de la commotion que lui imprima un gymnote sur lequel il mit le pied par mégarde. L'appareil électrique, chez ces animaux, se compose d'un réseau musculeux dont les intervalles sont remplis de matières gélatineuses.

La lueur phosphorescente que projettent certains insectes et quelques plantes, semblent appartenir à la lumière électrique. La Lampyre ou ver-luisant d'Europe, que tout le monde a pu voir briller sur le gazon des prairies, doit sa propriété phosphorescente aux derniers anneaux de l'abdomen.—Le Taupin cucujo, de l'Amérique méridionale, porte de chaque côté du corselet un phosphore assez éclairant pour permettre de lire pendant la nuit. Les Indiens s'attachent aux pieds plusieurs de ces insectes, et s'en servent comme de flambeaux, dans leur marche nocturne.—Beaucoup d'autres insectes ailés présentent, à un moindre degré, les mêmes phénomènes et, pendant les tièdes nuits d'été, tracent dans l'atmosphère des sillons étincelants.— La phosphorescence de la mer, à certaines époques de l'année, est due à des myriades d'infusoires; c'est surtout dans les mouvements d'ondulation, quand la vague s'agite et se recourbe, qu'on peut admirer à loisir les longues traînées lumineuses qui se succèdent rapidement, se pressent les unes contre les autres, et viennent, en nappes enflammées, s'étendre sur le rivage. Regardée au miscroscope, la lueur que répandent ces infusoires a paru résulter de la réunion d'une multitude de petites étincelles jaillissant de toutes les parties de leur corps. On attribue également la phosphorescence du bois pourri et des matières organiques en décomposition, à la présence d'insectes microscopiques semblables. — Plusieurs plantes offrent des phénomènes de lumière électrique : le Bissus phosphoreux, l'Agaric de l'olivier, brille pendant les premières nuits de sa croissance, la fleur de la capucine s'environne quelquefois, le soir, d'une pâle lueur, auréole éphémère qui se dissipe à la moindre agitation de l'air, ou lorsqu'on s'en approche.

Électricité atmosphérique.

Aussitôt après l'invention de la machine électrique, l'étincelle qui en sortit fut comparée à la foudre ; l'analogie était frappante, il ne fallait qu'un génie pour en prouver l'identité. Franklin fut le premier qui eut la pensée hardie d'aller chercher, avec un cerf-volant, l'électricité au milieu des nuages; son expérience réussit. De Romas répéta, en France, cette expérience et obtint, pendant un orage, des jets de feu de neuf à dix pieds de longueur, accompagnés d'un bruit semblable à la détonation d'un pistolet.

Les nuages orageux sont diversement chargés; les uns contiennent l'électricité résineuse, d'autres l'électricité vitrée, il en est aussi qui, recélant les deux fluides, se trouvent à l'état neutre. Si l'on observe au moment d'une tempête les mouvements, en sens divers, qui ont lieu parmi les nues amoncelées, on pensera, avec raison, que les vents ne sont point les seuls moteurs, et que les attractions et répulsions électriques jouent un grand rôle dans ces déplacements rapides. C'est ordinairement au milieu de cette agitation générale que l'éclair scintille et que gronde le tonnerre.

Lorsque l'étincelle électrique part, il y a décomposition et recomposition subites du fluide naturel dans toutes les couches de vapeurs où l'éclair a flambé. On pourrait compter trois sortes d'éclairs : les *premiers*, brillants, rapides, en zig-zag, parcourant au même instant une distance de plusieurs lieues; c'est la foudre proprement dite, apportant avec elle l'incendie et la mort. — Les *seconds* occupent une plus large surface; il n'ont ni la rapidité, ni le vif éclat des premiers; ils illuminent d'une clarté blanchâtre le contour des nuages et quelquefois des nuages entiers.— La *troisième* sorte d'éclairs, beaucoup plus rares, apparaissent sous la forme de globes de feu; ils brillent lentement, et l'œil peut suivre leur trajet.

Le *tonnerre*: tantôt c'est un déchirement subit, un éclat, un craquement épouvantable, on croirait que la voûte des cieux s'écroule avec un horrible fracas; tantôt ce sont des coups terribles, de formidables explosions qui bondissent d'écho en écho, roulent dans l'immense étendue, et vont sourdement se perdre en grondements lointains. Car, de même que les montagnes, collines et accidents de terrain peuvent réfléchir le son, les nuages ont aussi leurs échos.

Le bruit du tonnerre n'est autre chose que la vibration de l'air ébranlé; on l'explique ainsi : le fluide électrique, en s'ouvrant un passage à travers l'atmosphère, a dû nécessairement former un vide ; les couches d'air environnantes se précipitent violemment dans ce vide et occasionnent la détonnation. Le bruit causé par un étui lorsqu'on l'ouvre brusquement offre, en petit, un phénomène semblable.

Nous avons dit que l'éclair sillonnait instantanément un nuage de plusieurs lieues d'étendue; le bruit du tonnerre se propage beaucoup plus lentement, il met une seconde à parcourir 340 mètres; la longueur de l'éclair détermine la durée du bruit. Si la foudre flambe sur un seul point de la nue et près d'un observateur, celui-ci n'entendra qu'un seul coup; si, au contraire, la foudre part loin de lui et fuit dans l'éloignement, le bruit lui arrivera longtemps après, et durera autant de secondes que l'éclair parcourra de fois 340 mètres. Plus le coup de tonnerre est rapproché de l'éclair, plus la foudre tombe près de vous; les personnes qui ont vu briller l'éclair n'ont plus rien à craindre, celles qui sont foudroyées ne voient ni n'entendent rien.

Formation de la foudre. Deux nuages chargés du même fluide se repoussent ; ils s'attirent lorsqu'ils contiennent les fluides contraires; alors la décharge se fait de l'un à l'autre. L'action d'un nuage sur un point de la terre, est de décomposer l'électricité des corps en attirant à leur surface le fluide contraire à celui qu'il recèle ; si la tension est assez grande et la distance convenable, l'étincelle jaillit du nuage, la terre est foudroyée. Un exemple fera mieux comprendre ce phénomène :

Supposons un nuage, chargé d'électricité vitrée, planant au-dessus d'une colline ; ce nuage décomposera l'électricité naturelle du terrain, refoulera le fluide vitré dans les profondeurs du sol et attirera le fluide résineux à sa surface ; selon que le terrain cachera des corps bons ou mauvais conducteurs, l'éclair partira plus ou moins tôt du nuage et ses effets seront plus ou moins violents. On a vu des nuages orageux, passant au-dessus d'un sol qui recouvrait une couche métallique, se décharger subitement, la foudre percer la terre, aller fondre les métaux et vitrifier des pierres. Ce jet foudroyant a reçu le nom de *choc direct*, c'est le plus dangereux, le plus terrible, et dont les effets sont parfois incroyables. Cependant les êtres vivants peuvent être foudroyés d'une autre manière, par le *choc en retour*. Exemple :

Un nuage a ses deux extrémités rapprochées du sol ; la décharge électrique s'opère par l'extrémité droite, et un voyageur qui se trouvait à l'extrémité opposée, tombe mort sans avoir été atteint par la foudre. En voici la raison : — Admettons le nuage chargé d'électricité positive, l'électricité naturelle du voyageur a été décomposée par l'influence du nuage ; son électricité positive ayant été refoulée dans le sol, il s'est trouvé à l'état négatif. Aussitôt après l'explosion qui a eu lieu loin de lui, son électricité naturelle se recompose subitement, c'est-à-dire que le fluide positif n'étant plus retenu dans le sol par l'action du nuage, repasse dans son corps pour se réunir au fluide négatif, et cette recomposition se fait avec une soudaineté, une violence telles que le voyageur tombe foudroyé, sans que rien, sur son cadavre, ne puisse indiquer la cause de sa mort.

On a remarqué généralement que la foudre atteignait de préférence les corps qui s'élèvent au-dessus du sol ; les montagnes, les édifices, les clochers, les maisons à pignons, sont plus souvent frappés de la foudre que les constructions basses, à faîtage plat. Les grands arbres des forêts, les arbres isolés dans la plaine, sont des abris dangereux pendant l'orage, il faut s'en éloigner de 25 mètres au moins. Mille faits déplorables prouvent que si la foudre tombe sur un arbre attirée par ses pointes, elle le quitte immédiatement pour frapper l'homme qui s'y est abrité, parce que son corps est meilleur conducteur que le végétal.

Le bruit du tonnerre a quelque chose de lugubre, de terrorifiant pour le plus grand nombre; et lorsque l'éclair a passé non loin de lui, l'homme troublé pâlit, reste immobile d'effroi. Les peuplades sauvages, les animaux mêmes, éprouvent, aux éclats du tonnerre un sentiment de crainte et vont se réfugier tremblants en des grottes profondes. De nos jours, les gens des campagnes, les femmes surtout, s'agenouillent timorées, exsangues, espérant conjurer la foudre par une formule.... Ne vaudrait-il pas mieux leur faire comprendre, par une démonstration à leur portée, ce que sont l'éclair et le tonnerre;

ne serait-il pas plus rationnel de les rassurer, en leur indiquant les moyens physiques de se préserver du feu du ciel, plutôt que de leur laisser croire à la puissance préservatrice d'une amulette ?

Déjà la superstition qui, aux approches de l'orage, mettait les cloches en branle pour conjurer le feu du ciel, a disparu de la plupart de nos départements. Il serait à désirer que, dans les bourgs et villages où cette superstition existe encore, l'autorité s'opposât énergiquement à la pratique dangereuse d'un moyen réprouvé par l'expérience. L'action des pointes étant désormais démontrée, on doit présumer que la foudre tombera plutôt sur la flèche du clocher que sur les maisons avoisinantes; de la flèche le fluide électrique se portera nécessairement sur les cloches, et, suivant la corde humide qui sert à les ébranler, ira foudroyer les sonneurs, puis pénétrant dans l'église, y exercera ses ravages.

Le meilleur de tous les préservatifs, le préservatif par excellence, est le paratonnerr dressé selon les règles que la physique enseigne. Si ce moyen d'éviter les ravages de la foudre n'est pas généralement employé par les petits propriétaires, il faut l'attribuer, soit à la cherté d'un appareil complet de paratonnerre et aux soins qu'exige son entretien, soit à leur ignorance, et au doute qu'ils ont de sa vertu préservatrice; cette erreur est également préjudiciable à la sûreté de leurs personnes et de leurs biens.

Le paratonnerre se compose tout simplement d'une tige en fer et d'un conducteur. La tige doit avoir 8 mètres 60 centimètres, et se terminer par une pointe en platine, métal qui n'est point susceptible de s'oxyder. Le conducteur est une barre de fer ou bien une corde tressée en fil de fer, enduite d'une couche de vernis gras qui, partant du pied de la tige, suit le mur du bâtiment; arrivée au niveau du sol, elle se divise en plusieurs branches, dont les extrémités vont s'enfoncer dans un puits, ou tout autre masse d'eau. Si l'eau manquait, on jetterait dans le puits une certaine quantité de charbon calciné, de manière à bien entourer les branches du conducteur. La sphère d'activité d'un paratonnerre est de 10 mètres en tous sens; sur les constructions d'une grande étendue, ils doivent être placés à 20 mètres les uns des autres; à une moindre distance, ils se nuiraient mutuellement.

Action du paratonnerre. Lorsqu'un orage passe au-dessus d'un paratonnerre, le fluide qui se dégage de la pointe se répand dans l'air et arrive au nuage, dont il neutralise l'électricité contraire; il s'établit ensuite entre eux deux un courant en sens inverse, dont le résultat est de décharger la nue de l'électricité qu'elle contient. On comprendra facilement, d'après cela, que la foudre ne peut tomber sur un paratonnerre bien dressé et en bon état, puisqu'en communiquant au nuage le fluide de nom contraire, il s'oppose à toute décomposition possible.

Les personnes qui se trouvent dans une maison dépourvue de paratonnerre, au moment où l'orage gronde et menace d'éclater sur leurs têtes, devront prendre, pour éviter le danger, quelques-unes des précautions suivantes : — Fermer soigneusement les portes et croisées; intercepter les courants d'air; s'éloigner des objets métalliques et surtout des cheminées, car c'est souvent par ces conduits, élevés en pointe sur la toiture, que la foudre pénètre dans les appartements; se placer sur un corps isolant, tels que matelas, gâteau de résine, plateau de verre : ces derniers n'étant pas sous la main de tout le monde, on peut également les remplacer et s'isoler du sol, en se plaçant sur un tabouret dont les pieds seront enfoncés dans des verres épais ou des culs-de-bouteilles. Enfin, les personnes que le grondement du tonnerre saisit d'une frayeur invincible, devront s'envelopper, se cacher sous des étoffes de soie et se coucher sur des matelas pendant toute la durée de l'orage; la soie et la laine étant mauvais conducteurs de l'électricité, elles n'auront rien à redouter de la foudre, et sûres désormais d'être à l'abri du danger, la confiance et la tranquillité renaîtront dans leur âme timorée.

Avant de fermer ce dernier article, nous mettrons sous les yeux du lecteur plusieurs faits prodigieux, marqués par le passage de la foudre sur la terre ; et si les observations consignées dans les articles sommeil, magnétisme, électro-sympathisme ont fait naître, dans son esprit, le doute à côté de l'étonnement, les citations suivantes lui sembleront non moins curieuses et tout aussi inexplicables.

On lit dans la *Physique* de M. Pouillet :

« Le 11 juillet 1819, jour de dimanche, M. Salomé, curé de Moutiers et commissaire épiscopal, alla à Châteauneuf pour y installer un nouveau recteur. Vers les dix heures et demie, on se rendit en procession de la maison curiale à l'église. Le temps était beau ; seulement on remarquait quelques gros nuages pesant sur l'horizon. La messe fut commencée par le nouveau recteur.

Un jeune homme de dix-huit ans qui avait accompagné le curé de Moutiers, chantait l'épître, lorsqu'on entendit, coup sur coup, trois détonations de tonnerre. Le missel lui fut enlevé des mains et mis en pièces; il se sentit lui-même serré étroitement au corps par la flamme électrique qui le prit au cou. Alors, ce jeune homme qui avait d'abord jeté de grands cris eut tout à coup la bouche fermée; il fut renversé, roulé sur les personnes rassemblées dans l'église et jeté avec elles hors la porte. Revenu à lui, sa première pensée le ramena dans l'église, où il trouva le curé de Moutiers sans connaissance et presque asphyxié. Aidé de quelques personnes légèrement blessées, ce brave jeune homme s'empressa de lui prodiguer des secours. On releva le pauvre curé, on éteignit le feu qui avait pris à son surplis, et au moyen de soins sagement administrés, on le rappela à la vie, deux heures après son évanouissement.

Dans la même église, un enfant fut violemment arraché des bras de sa mère et jeté à six pas d'elle, tout le monde eut les jambes comme paralysées ; les femmes pâles, échevelées, essayant de s'enfuir au milieu d'une fumée noire et épaisse, offraient un spectacle affreux.

Huit personnes restèrent sur le carreau ; une fille de dix-neuf ans, transportée chez elle sans connaissance, expira le lendemain, en proie à des douleurs atroces. Le nombre des morts s'éleva à neuf, celui des blessés à quatre-vingt deux.

La foudre n'atteignit point le prêtre célébrant, sans doute parce qu'il portait une étole de soie.

Tous les chiens qui se trouvaient dans l'église furent trouvés morts dans l'attitude qu'ils avaient avant l'accident.

Il paraît que la foudre frappa d'abord la croix du clocher qu'on trouva enfoncée dans la fente d'un rocher voisin. Elle pénétra ensuite dans l'église par une brèche qu'elle fit à la voûte, tout proche du trou par où passe la corde d'une cloche. La chaire fut écrasée ; on trouva dans le fond de l'église une excavation d'un demi-mètre de diamètre, prolongée sous les fondements du mur d'enceinte, jusqu'au niveau de la rue.

Par une journée d'orage, une noce bourgeoise avait réuni ses nombreux invités dans une de ces hôtelleries que l'on rencontre hors des barrières de la capitale, et sur la façade desquelles, en lettres d'un demi mètre de longueur, on lit : *noces* et *festins*. Trois longues tables étaient dressées au milieu de trois salons s'ouvrant à la file les uns des autres. Les convives buvaient à la santé des nouveaux mariés, lorsque tout à coup la foudre, suivie d'un affreux coup de tonnerre, tomba dans le premier salon, parcourut la longueur de la table, pénétra dans le deuxième, puis dans le troisième, et sortit en perçant le mur extérieur. Tous les gens de la noce restèrent immobiles sur leurs siéges, pâles et frappés de stupeur. Quatre personnes furent tuées, celles qui se trouvaient aux deux extrémités de la première table; plusieurs reçurent des blessures et des contusions, provenant des éclats de vaisselle, les autres en furent quittes pour se ressentir plus ou moins de la forte commotion électrique, sans avoir à déplorer d'autre malheur. Voici le relevé des dégâts causés par la foudre que l'hôtellier fit graver sur une tablette et encadrer, pour être lu de tous les curieux qui se présenteraient chez lui.

Dans le premier salon, les couverts d'argent et la vaisselle plate disposée au milieu de la table, direction qu'avait suivie la foudre, furent fondus et réunis en un seul lingot; les mets que contenaient les plats n'éprouvèrent aucun dommage et restèrent en entier sur la nappe.

Une étrange confusion eut lieu dans le deuxième salon; les plats volèrent en éclats de tous côtés; tout fut brisé, morcelé, haché. Les bouteilles de champagne détonnèrent, imitant un feu roulant de mousqueterie ; les mets, sauces, confitures furent chassés avec violence à la face des convives et les aveuglèrent; des quartiers de volaille, des pièces de gibier, des pâtisseries de toutes sortes, tombèrent sur eux comme une grêle épaisse et les meurtrirent. L'un d'eux fut coiffé jusqu'au dessous des yeux d'un immense pâté, qui lui arriva en bombe, et eut toutes les peines du monde à se débarrasser de cet incommode turban. Une autre faillit être assommé par un énorme dindon truffé qui le frappa dans le milieu de la poitrine, le renversa de sa chaise et le laissa étourdi sur le carreau. Les autres eurent moins à souffrir des différents projectiles sortis des ateliers culinaires. Le premier moment de frayeur passé, quelques-uns des plus hardis se mirent à rire de l'accident. En effet, ce dut être une scène assez comique que de voir cinquante personnes, hommes et femmes, en habits de fête, mouchetées de sauces de toutes couleurs, poudrées de crème et de gelées, arrosées de vin, se regardant effrayées, au milieu de cette confusion de mets bouleversés, amalgamés. Une joie générale succéda bientôt à la consternation, tout le monde voulut rire et plaisanter, à l'exception toutefois de celui qui avait reçu, comme un boulet, le dindon truffé dans la poitrine.

Sans être aussi ébouriffant, le désordre qui eut lieu dans le troisième salon ne fut pas moins surprenant par son originalité. La foudre ne sillonna point le dessus de la table, comme dans les deux autres salles, cette fois elle passa par dessous, enleva les clous de toutes les bottes, déchaussa les personnes qui portaient des souliers, et les jarretières des dames tombèrent sur le sol, les agraffes ayant été fondues ; plusieurs eurent les bas arrachés à moitié, dans le sens de l'écorchement ; quelques-unes se ressentirent longtemps d'un engourdissement dans les jambes. Enfin, avant de sortir de l'hôtellerie, en perçant un mur de, trois pieds d'épaisseur, la foudre étrangla deux pauvres chiens, attirés par les parfums de la noce.

Le propriétaire d'un bosquet de chênes-lièges étant un soir venu s'assurer si ses arbres pouvaient être écorcés, remit cette opération au lendemain. La nuit fut orageuse : le propriétaire, épais dormeur, ronfla jusqu'au matin; alors il se leva tranquillement et partit avec des ouvriers qu'il avait retenus la veille. Arrivé sur les lieux, quelle fut sa surprise!... la besogne était faite !..... Ses arbres, à l'exception de quelques-uns, montraient leur aubier dénudé, et les lièges, adroitement enlevés, gisaient à terre dans un ordre symétrique. Il regarda, tout étonné, ses ouvriers, et les ouvriers aussi le regardèrent; quelques-uns même commençaient à murmurer, lorsqu'un bûcheron vint leur apprendre que la foudre était tombée plusieurs fois sur le bosquet, pendant la nuit, et que de la chaumière, il avait entendu des craquements terribles, semblables au bruit de cent arbres qu'on déchire. Le propriétaire, déjà sur le point de croire à l'influence de la sorcellerie, se rendit à cette explication, et employa les ouvriers à réunir les lièges en liasses prêtes à être enlevée.

On raconte qu'un baron allemand, attaqué de la manie des bêtes, avait fait construire une volière aussi grande qu'une maison. Aigles, vautours, milans, griffons et autres oiseaux carnassiers; perroquets, perruches, pies, geais, corbeaux et tout ce qu'il y a de plus criard dans la famille ailée, s'y trouvaient enfermés. Autour de la volière, un grand nombre de loges et chenils retenaient captifs des d'oursons, des loups, des renards, des chiens de toute espèce, depuis le dogue, boule-dogue jusqu'au carlin et roquet. C'était toute la journée des hurlements des aboiements, des cris, un ramage insupportable, un bruit à faire saigner les oreilles, à rompre la tête. Si l'on ajoute à cela le claquement des fouets d'une escouade de piqueurs, les sons déchirants d'une immense trompe qu'embouchait, cinq à six fois le jour, un énorme valet, soufflant à se fendre les poumons, on aura une faible idée de la puissante harmonie qui rayonnait de la maison de l'honorable baron. Plusieurs fois les voisins s'étaient plaints à l'autorité, la suppliant de faire cesser cet étourdissant vacarme; mais ils n'avaient pu rien obtenir, et l'opiniâtre baron, fort de ce que sa ménagerie se trouvait située à l'extrémité de la ville, montrait à ses voisins des dents, non aussi blanches que celles de ses carnassiers, mais tout aussi longues, tout aussi aiguës. Le fluide électrique se chargea de rendre aux piteux voisins le repos, objet de leurs vaines réclamations. — Un après-midi, la foudre tomba sur la volière, fondit trois à quatre mètres de la toile métallique qui lui servait de couverture, et de là, suivant la ligne des chenils, aux portes desquels dormaient couchées les bêtes fauves, brisa leurs chaînes, sans leur faire aucun mal. Alors les oiseaux s'envolèrent, les oursons, loups, renards, chiens sauvages s'élancèrent par dessus les haies et gagnèrent la forêt prochaine. Le baron, suivi de ses gens, arriva pendant ce sauve qui peut général, et, en voulant s'opposer à la fuite des retardataires, lui et ses valets reçurent de profonds coups de dents, sans même pouvoir retenir un seul fuyard. Tout s'envola, s'échappa! Il ne resta dans la ménagerie que le baron furieux et mordu, au milieu de ses gens également couverts de morsures, et quelques chiens roquets. — Ainsi furent délivrés de ce voisinage incommode les paisibles bourgeois de la petite ville d'Allemagne.

Un petit propriétaire de province, dont le défaut n'était pas d'être prodigue, vêtu à neuf d'un habit-veste et d'un pantalon de Nankin, revenait paisiblement, la canne à la main, de visiter ses champs, lorsque les premières gouttes d'un orage le surprirent en chemin. Ce qui l'inquiétait le plus, en cette fâcheuse occurrence, était son chapeau de soie, sorti, le matin même, des étagères du chapelier. Son beau chapeau neuf! le troisième qu'il achetait depuis vingt ans!... Aussi avait-il commencé par l'envelopper scrupuleusement de son mouchoir, et le tenait-il, en outre, sous le bras, de peur que la pluie n'endommageàt son lustre et ne ternît ses reflets chatoyants. Il préférait se laisser mouiller le chef, l'économe rentier; d'ailleurs, l'eau ne pouvant pénétrer l'épaisseur de ses cheveux gras, devait couler comme sur une toile cirée.

Il hâtait le pas, afin d'éviter l'averse que lui préparait un gros nuage noir, poussé par le vent tout justement dans sa direction. Déjà les larges gouttes d'eau se multipliaient, le maudit nuage le gagnait; bientôt l'averse l'atteignit. Ce n'était rien que d'être trempé; mais son beau chapeau miroitant!... Pendant qu'il le cachait sous la basque raccourcie de son habit-veste, l'éclair fendit la nue avec un affreux craquement, et le pauvre bourgeois tomba à la renverse. Heureusement pour son individu qu'il n'y eut, dans cette chute, que son chapeau d'écrasé; la pomme d'argent de sa canne avait aussi disparu. Après quelques minutes, lorsqu'il se releva tout étourdi, effrayé jusqu'à la moelle, son habit et son pantalon se détachèrent par pièces et morceaux; la foudre en avait décousu toutes les coutures aussi minutieusement qu'aurait pu le faire un portier-tailleur de la capitale, s'il se fût agi de les retourner. Le bienheureux homme, né coiffé sans doute, reprit piteusement sa canne dégarnie de pomme; puis, avec un serrement de cœur, releva son chapeau devenu claque, et dont il chercha en vain à redresser les enfoncements; ensuite, il ramassa un à un les lambeaux de ses vêtements, et force lui fut de regagner le logis en chemise.

On trouve consigné dans la chronique des horticulteurs de Fontainebleau, le fait suivant :

Deux maîtres jardiniers, voisins et amis d'enfance, assis à table en face l'un de l'autre, occupaient les loisirs du dimanche à vider gaîment quelques verres de vin, en causant de leurs affaires.

— Le soleil est bien chaud pour la saison, disait l'un ; en octobre une journée d'été, cela se voit rarement. Tenez, père Pierre, ces nuages que nous avons aperçus ce matin à l'horizon, me font peur ; ils pourraient bien nous apporter de la grêle. Je crains pour mes chasselas superbes; cette année, ils étaient assez mûrs, j'aurais dû les cueillir ces jours passés ; mais par un temps si beau j'ai voulu les laisser dorer au soleil : la treille est épamprée, je pourrais m'en repentir.

— J'ai aussi une ligne d'espaliers, reprit l'autre, de poires cuisse-madame délicieuses, qui me donnent des inquiétudes ; j'aurais à m'accuser comme vous, compère, car elles devraient déjà être cueillies. Mais il faut espérer que ce ne sera que du vent.

— Vous verrez que ce sera de la grêle.

— Je gagerais pour du vent.

— Vous perdriez, père Pierre?

— C'est à savoir.... eh! que diable, vous n'êtes pas sorcier, père Jérôme?

Un coup de tonnerre interrompit le dialogue. Les nues ne tardèrent pas à crever : une pluie épaisse chassée par le vent de l'orage vint fouetter les vitres d'une croisée donnant sur le jardin; les deux maîtres s'en approchèrent le cœur serré; en voyant le ciel si noir et l'eau qui tombait par torrents :

— Hélas! mes beaux chasselas, s'écria l'un.

— Hélas! mes belles cuisse-madame, ajouta l'autre.

Soudain un brillant éclair les contraignit à fermer les yeux ; deux épouvantables coups de tonnerre ébranlèrent la maison jusque dans ses fondements. Un instant ils se crurent morts.....

Revenus à eux au bout de quelques minutes :

— Hem ! père Pierre, nous l'avons vu de près, j'espère ?

— Oh ! pour sûr le tonnerre est tombé dans le jardin.

— Pourvu qu'il ne soit point tombé sur mes chasselas !...

— Non plus sur mes cuisse-madame .

— Vos cuisse..... toujours vos cuisse-madame ; ce mot là est indécent... il sonne mal aux oreilles...

—Vos chasselas,.. c'est bien plus bête encore. Chasselas ! faites-moi le plaisir de me dire ce que cela représente ? Au moins les cuisse-madame...

— Vous paraphrasez, père Pierre !

— Vous alambiquez, père Jérôme !

Une femme entra et mit fin à cet assaut, qui aurait pu mal finir, car on commençait à s'émoustiller.

L'orage passé, les deux amis s'empressèrent d'aller voir au jardin s'ils n'avaient point à déplorer quelques grands dommages.

— O mon Dieu ! que vois-je, cria maître Jérôme, tous mes chasselas par terre... Puis s'étant approché, et après avoir ramassé plusieurs grappès :

— C'est étonnant, surprenant !.... La foudre, en un moment, a vendangé les treilles aussi proprement qu'auraient pu le faire trois habiles vendangeurs, en une journée.

— C'est vrai, dit maître Jérôme ébaubi ; on pourra dire que le tonnerre vous a fait profit de trois journées d'ouvrier.

— Allons visiter vos espaliers, maître Pierre ; si par hasard le tonnerre vous avait joué le même tour... qui sait ?...

Une haie vive était la seule séparation des deux jardins ; ils l'enjambèrent.

— Miracle ! miracle ! s'écrièrent-ils à la fois,

en apercevant toutes les ...... *madames* des espaliers réunies en tas à l'angle d'un vieux mur.

Tout à coup maître Pierre pâlit ; un juron s'échappa de ses lèvres..... Malheureusement pour lui, la foudre n'avait respecté que les poires vertes, les bonnes se trouvaient écrasées.

D'après ce qu'on vient de lire, on voit qu'il est des effets de foudre tellement extraordinaires, si prodigieux ! qu'on serait tenté de les accuser de contes et de les nier comme impossibles. Et cependant ce sont des faits réels, des faits vus et constatés par une foule de personnes dignes de foi. De même que la raison humaine n'a pu, jusqu'ici, découvrir la cause de certains phénomènes offerts par le magnétisme et l'électro-sympathisme, de même aussi, une infinité de phénomènes électriques sont restés inexplicables. Il est à présumer que l'électricité joue un rôle plus étendu sur notre globe, qu'on ne l'a cru jusqu'à ce jour. Dans la suite, peut-être, un de ces hommes semblables aux Newton, aux

Képler, qui ont découvert la loi des graves, un de ces génies qui font la gloire d'un siècle, l'admiration et l'orgueil de l'humanité, découvrira-t-il la loi qui régit la matière intelligente.

FIN.

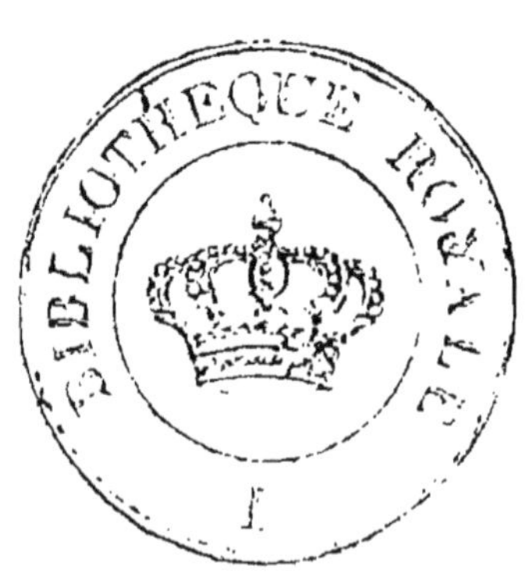

TABLE.

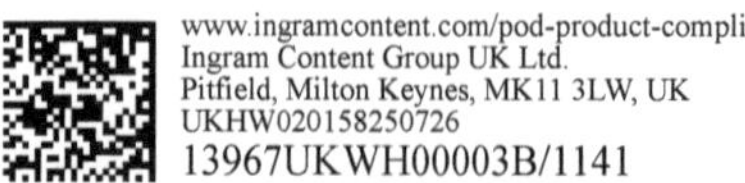
www.ingramcontent.com/pod-product-compliance
Ingram Content Group UK Ltd.
Pitfield, Milton Keynes, MK11 3LW, UK
UKHW020158250726
13967UKWH00003B/1141

9 782012 988231